運動で
健康になる人、
老ける人

八代 直也

運動で　健康になる人、老ける人

はじめに

「私のやっている運動方法を書いてある本ってあるの？」

2年ほど前、私のお客様の一人である橋田壽賀子さんからそんな質問を受けました。

「橋田さんのやっている運動は、橋田さんの体力や既往歴を判断して僕が考えたオリジナルの組み合わせですから、マニュアルにはなっていませんよ」

「ノウハウ本ってどれも同じようなことを言い方を換えて書いてあるものばかりで、自分に合っているのかどうかわからないのよね。同世代の人が、どんな運動を実際やっているのかも、皆知らないと思いますよ」

確かにそうなのです。

「あなたは毎日たくさんの人たちの運動を指導しているのだから、その内容を本にしたら多くの人が興味を持つと思いますよ。運動をしたいと思っているけれど、もう一歩前にすすめないで足踏みしている人にも力になるだろうし」

この会話が、本を書こうと思ったきっかけです。

私はかれこれ二十数年ほどスポーツ指導に携わり、現在は小学生からスポーツ選手、寝たきりの高齢者まで運動指導を行うコンディショニングトレーナーです。

長い間この仕事を続けてきて最近感じることは、運動指導者に最も必要な技術は「個人差の見極め」であるということです。教わる側にとっては「当たり前」のお話でしょう。

しかし、昨今の健康、アンチエイジングなどのノウハウや商品は、リスク回避のために、科学、医学的根拠のある情報ばかりが集められ、言い回しは違うけれど、結局同じことを一般論的に述べているにすぎないものが増えています。難しい専門用語や数字がたくさん並べられ、高齢者やこれから運動をはじめようとしている人にとってはとてもわかりにくいし、「では、自分はどうすればいいのか」ということは案外誰も言っていないように感じます。

人間は年を取ればとるほど心身ともに個人差が広がるものです。橋田さんのように、80才を過ぎても現役で仕事を続け、そのために運動を続けている人もいれば、60才で背中が曲がり、歩くのも困難な状態になってしまっている人もいます。

今回はかように個人差の大きい中高齢者にターゲットを絞り、世の中に多く出回っている運動やダイエット、癒やしなどの健康情報に疑問符を打ち、日々の実例と経験を基に私の仮説を本にまとめました。

この本を読んで、今までの常識が実は自分には合っていないのでは?と考えるきっかけになったり、健康のためにはじめた運動で実は老化を促進してしまっていたといった気づきがあれば幸せです。そして運動療法や健康運動をより身近に感じ、一人でも多くの方が勇気を持って歩きはじめられるよう、これからもお手伝いしていきたいと思います。

二〇一二年九月

八代直也

運動で健康になる人、老ける人　目次

●本文中の写真モデル
大鳥居千香子

第一章

運動をはじめる前に知らなくてはいけないこと

運動をするなら食べなきゃダメ

健康とは何でしょう。メタボリックシンドロームという言葉が世の中に広がり、現在では不健康の代名詞といってもいいほど世間に知られるようになりました。

太っていることやファストフード、肉や揚げ物は「悪」のようないわれ方をしますね。中高年者の方は少しポッチャリしているだけですぐメタボリックのレッテルを貼られてしまいます。

これでは甘いものや楽しい飲み会も、なんとなくコソコソしなくてはいけなくなってしまいますよね。

では健康診断の数値のいい人だけが健康なのでしょうか？　ＢＭＩが低くて、痩せている人が若々しい？

現代ではほとんどの人がそう思っています。

なんだか当たり前になっていますよね。

確かに、食べたいものを好きなだけ食べられる日本では、どうしても過食になりがちで、肥満とされる人が増え、生活習慣病予備軍の人も増えています。
これがメタボリックシンドロームです。
だから太っている人はイコール不健康！と思われてしまうわけです。

太っている人は計画的な食事制限と活動量のアップ！
そして適度な運動を心がけて減量することが健康を取り戻すために必要！

本当にそうでしょうか。

私たちスポーツトレーナーは、国が定めた基準を基礎として、様々な方に運動を処方し、健康や目的達成のためのお手伝いをしています。
先に書いたようなメタボリックシンドロームの対象となる方も大勢訪れていますが、参加する人たちの健康に対する考え方や要望、そして運動によって健康になっている人たちのプロセスは、その指針やマニュアルとは大きくかけ離れていると私は感じています。

特に私が仕事をする静岡県熱海市は、これからの日本を象徴する「超高齢化市」で、減量よりもむしろ「立って歩いてもらわなくてはいけない人」の方が圧倒的に多いのです。

「それは高齢者だからだ」

そうでしょうか。

60代のある会員女性は、病院でメタボリックシンドロームと診断され、体重を5kg落とさないと病気になる可能性が高いと伝えられました。

「痩せないと早く死ぬかもしれない！」

医師はそんな言い方はしなかったと思いますが、彼女はきっとそう感じてしまったのでしょう。

自己流で食事制限とウォーキングをはじめました。

1ヵ月後、ウォーキング途中に膝痛が出てしまい、止めてしまったら体重が増えてきたので朝食を食べないようにしました。

再検診の結果、体重は増減なし、血糖値が上がって医師からさらに食事の制限を言い渡されました。

本人は相当落ち込んでやる気を失い、友人に誘われて私のクラブへ来ることになりました。

私が処方したのは、まず運動です。

一般的なセオリーだと「有酸素運動で痩せる」ということになりますね。

でもこの方には、有酸素の前に自重負荷運動（器具を使わずに自分の身体の重さを使って行う運動）を主体とした簡単な筋力運動とストレッチングを行ってもらうようにしました。

これを週に3回同じ時間に来てもらって1ヵ月続けてもらいます。

そして、1日3食、30分かけてゆっくり食事をすること、まず野菜を食べて、腹八分目を心がけること、そして食べた物を全て記入することを勧めました。

1ヵ月後、体重に増減はありません。

しかし、医師が驚くほどコレステロールと血糖値が下がり、ヘモグロビンはなんと基準内です。

主治医から褒められ、結果彼女は健康になるためのキッカケをつかみました。

たった1ヵ月の運動で今まで見たことのない笑顔とハリのある肌を手に入れ、正直まだまだぽっちゃりだけど、明らかに若くはつらつとした雰囲気になりました。


きっと生理的にはあまり変化がないのです。

でも変わったことがありました。

一番は「自分が健康になれると感じたこと」です。

痩せているか否かではない、みんなでワイワイする食事が好きで、週に1度は友達と一緒に楽しく騒ぐ。

それが何よりの楽しみでしたが、病気が怖くて食べることを制限し、自分なりに努力したのに結果が何も出ない。

それどころか栄養不足と無理な運動をしたせいで全身が疲れたような顔になり、健康のための運動が老けるための活動になってしまっていたのです。

しかし、全ての人が彼女と同じようにすれば健康を感じられるわけではありません。

食事の制限を最優先しなくてはいけない人もいます。

まずは摂取するカロリーを落とし、減量した後に運動をして筋肉をつけていく方法です。

運動を行うために必要な体を支える筋力が足りない人や、循環器系などに疾患があり、治療を必要としている場合に効果的です。

これには医師や栄養士などのアドバイスが必要になります。

素人的な考えで摂取カロリーを落として運動する方法はとても危険です。

超低カロリー食による減量を必要とする段階の人は、むしろ最初運動をすべきではないと思います。

なぜなら運動は疲労を人工的にさせる活動だからです。

運動による疲労の回復は、栄養補給と睡眠しかありません。

それらが足りなかったらどうなると思いますか。

普段の生活はできたとしても、余計に身体を疲労させることは筋肉や骨格に損傷を起こす可能性が高くなります。

成長期の子供や20代の青年期の人たちもそうです。
若いときから食事のバランスが悪く、量も栄養素も足りない食事を続けている人は、年を重ねてから、体を支える骨も筋肉も減ってしまい、長生きをしたとしても、自分では歩けなくなってしまうと思っています。

中高年になって多少太っているのは、むしろ自然です。
これを食べたら太ってしまうといつも思いながら食べて幸せですか？
だからしっかりと食べて、その代わりに運動をしましょう。

少し乱暴な言い方ですが、
「痩せるために運動する」
↓
「食べたいから運動をする」
↓
「運動をしたいから食べる」
というように考え方を変えていくのが正しい健康へのプロセスだと私は思っていま

す。

運動で老ける人

私は経験上、いくつかのタイプの人は間違った運動によって健康になりにくい「運動で老ける人」と思っています。

ストレスを受けやすいタイプと置き換えてもいいでしょう。

名称は私が考えたものですからあまり気にせずに。


一つ目は「過去妄想型」です。

特に男性に多いのですが、

「昔は～こんなにできた」

という数十年前の自分の栄光に惑わされ、それを追い求めてしまう人です。

数十年も運動をしていなかったのに、10kgも体重が軽かった時代と同じ距離を走りはじめたら当然膝や股関節は悲鳴を上げて過労し、炎症、障害へと進んでしまいます。

「じゃ、ウォーキングから！」

と思う人もいるでしょう。

しかし、ウォーキングは30分も歩けば立派なスポーツで、毎日続けることで疲労が溜まり、先ほどの女性と同じような状態になってしまいます。


二つ目は「不安依存型」です。

いつもどこかが痛いと感じていたり、少しの不調が病気だと思い込んでしまう人です。

健康とは身体だけでなく、心も健やかでなければいけません。

このような人は、運動よりも先に睡眠や食事の摂《と》り方、ストレスの発散方法に目を向けるべきかもしれません。


三つ目は「他人転嫁型」です。

名前の通り、運動を「やらされている」「やらなくてはいけない」と思って運動を行っている人です。目的や目標が明確でない人もそうです。

楽しみや幸せを感じなかったらやる気は起きませんね。

まずは自分が楽しむのだというように考え方を変えて運動を楽しむべきです。


四つ目は「猪突猛進型」です。

昔は男性に多かったのですが、最近は女性に多いような気がします。

継続することが最も大切だと考え、同じ運動をひたすら継続してしまう人です。運動の依存性を促進させ、壊れやすい身体を作ってしまいます。

それに、一度運動の習慣によって作られたバランスを元に戻すのは非常に困難で、慢性的な痛みや不調に悩まされてしまう人も少なくありません。


五つ目は「速熱速冷型」です。

名前の通り、熱しやすく冷めやすい人です。運動の結果はすぐに出るものではなく、年齢を重ねると更にその結果はゆっくりとしたものになります。また、運動方法が間違っていれば逆効果だってあり得るのです。

ですから、すぐにあきらめず、自分にあった運動方法をのんびり探していくことが大切だと思います。

焦ってやりすぎてしまったり、効果が出る前に飽きてしまったりしては、いつになっても、どれが自分に合っているか分からないままですね。


ああ、これ私だ！と思った人も多いことでしょう。

でも運動では健康になれないと思う必要はありません。

私たちスポーツトレーナーは、このような「運動で健康になりにくいタイプ」の人に対して、適切な運動処方を行うことを仕事としているのです。


人の数ほど運動方法はあるものです。

むしろ、運動に参加する前に自分の性格を見極めておくことで、自分に合った運動を早く見つけることができると理解してほしいですね。


自分が運動で健康になりにくいタイプだと思った人は、私たちトレーナーに運動を教わる際、パーソナルトレーニングという方法が良いでしょう。

パーソナルトレーニングとは、マンツーマンで運動プログラムを作成し、身体のバランスやコンディショニング、トレーニングを行うシステムで、個人の差を的確に見極め無理なく実施できるため、より効果が高い運動が行えます。

今までは集団参加型が主だった日本の運動指導も、最近ではこのパーソナルトレーニングで成果を出している人が増えています。

この後の章でもこの方法で成果を出した人の話が多く出てきますが、運動で健康になりにくいタイプの方や、より高い効果を求める方にはぜひお勧めしたいと思います。

運動はいくつからでもはじめられる

50年間、まともに運動をしたことがない人でも、腰や膝が痛い人でも、90才以上の人でも、健康づくりのための運動から楽しいゲーム性のあるものまで幅広い運動に参加することができます。

世の中では生涯スポーツを啓蒙しようと、ウォーキングやランニング、サイクリング、登山などの入門情報を配信し、多くの運動愛好者がそれらに参加して楽しんでい

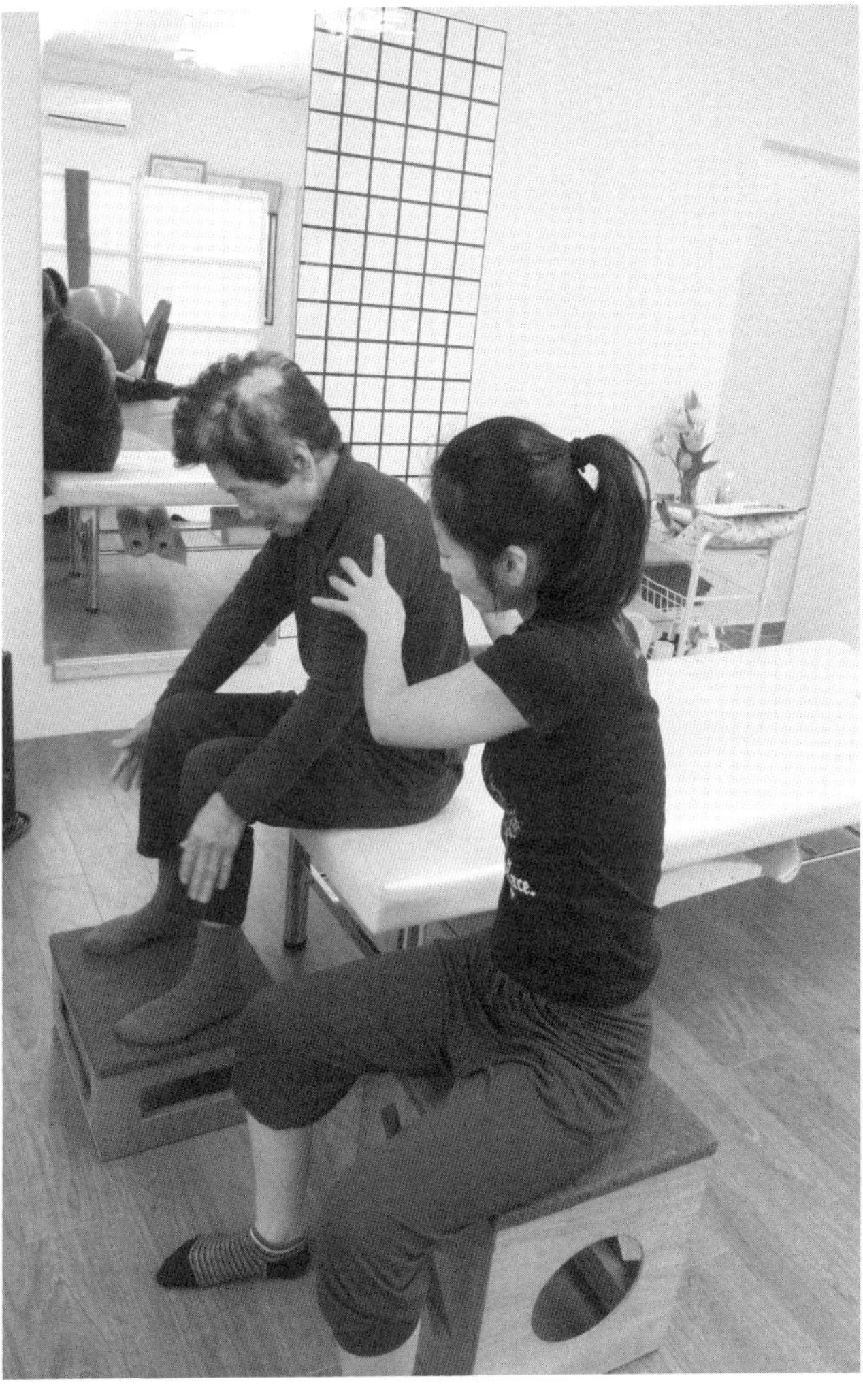

ます。

また、自宅で行えるように作成された運動ＤＶＤなども登場し、運動が身近に感じられるようになってきました。

しかし、「健康のための運動」と理解しつつも、中高年層や、運動未経験者を中心に、まだ多くの人が「運動」「スポーツ」に高い敷居を感じ、二の足を踏んでいたり、世界一の長寿国である影で、独立して生活ができない要介護者が増えていたりするのが現状なのです。


分かっているがはじめるきっかけがないと思った人。

よく考えてみましょう。

運動やスポーツは健康のためだけにするものでしょうか。

運動やスポーツは人間が楽しむための活動です。

身体を動かすことで自分の望む体型や活動ができ、仲間ができればコミュニケーションをとることが楽しくなるでしょう。

汗をかくことはとても気持ちのいいものです。

運動やスポーツは欲求です。

義務的にやらされるものではなく、自ら「やりたい」と思って活動するものです。

楽しいことに参加しないのはもったいないですね。

高齢だからもうできないと思っていますか。

歩けないからでしょうか。

腰や膝が痛いですか。

一緒にやれるお友達がいないからでしょうか。

はずかしいですか。

寝たきりの90才の方が起き上がり、毎週1回の私とのキャッチボールを楽しみにしています。

10分のキャッチボールをするためにストレッチや筋力アップ、関節の可動域を上げる体操を30分かけて行っています。最近は「もっと遠くへ投げるためにはどうしたらいい？」という相談を受けて筋力アップを提案しています。

ものすごく忙しい会社に勤めている40代の女性は、あまり運動する時間がないために、駅まで20分の道のりを歩くようにしました。週に1度「壮快に歩くためのストレッチ講座」を受け、歩くことが楽しくなり、早く起きて1時間歩いてから出勤するようになりました。

膝痛で困っていた60才の女性が、ストレッチを習いに来て、正座ができるようになり、週1回、念願のヨガをスタートしました。

これらは立派な運動、スポーツです。

こうした行動は、健康のための運動からはじまりましたが、現在は楽しみたいという欲求で行っています。

運動やスポーツはこうして習慣化され、楽しんで継続していくものなのです。

目的のない運動は疲れるだけ

私のジムには、次のように様々な理由で運動療法に参加したいというお客様が毎日訪れています。

・健康診断で「コレステロールが高いので運動が必要」だと指摘され、次の朝からウォーキングをしようと発起したが、３日目で股関節が痛くなり、病院へ行ったらしばらく運動は止めて通院しなさいと言われた。
・毎日、ランニングやトレーニングをしているが、身体の筋力バランスが崩れ、背骨が曲がってしまっている。
・腰痛には腹筋運動がいいと言われ、毎日２００回していたら、よけい腰が痛くなって歩けなくなった。
・膝が痛くて毎日病院で注射を打っているが痛みは消えず、医師から高齢だから仕方ないと言われた。
・健康診断で、コレステロールと体重を減らすために運動しなさいと指導をされたが、何からはじめたらいいのか分からない。

運動療法が全ての病気を予防したり、痛みを取り去ったりするわけではありませんが、医師とトレーナーを上手く活用し、自分に合った運動を行うことで、精神的なストレスから開放され、自律神経が安定したことで痛みがなくなっていく人や、筋力や柔軟性がアップしたことで体軸バランスが整い、改善されていく症例を多く見ています。

しかし、いくら運動療法が有効だと言ったところで、多くの場合、自分のための運動に高い敷居を感じていて、運動はきついもの、若い人がやるもの、能力がないから無理などという理由からはじめられないのが現実です。

運動が楽しいと思えなければ、それは単なる疲労を溜める活動であり、疲労を溜めてしまえばいつか過労になって怪我や痛みに変わってしまいます。

だからまずワクワクするような目標を決めて、運動を楽しいものにする必要があるのです。

海外では、生涯スポーツが盛んな国があります。

その中でもオーストラリアのパースでは、自然の素材を利用したアウトドアスポーツを楽しむ人が多く見られます。

後にも紹介しますが、70才を超えるスイマーが、ロットネス海峡20㎞を渡る世界最大級のレースに出場し、見事完泳しています。

もちろん、全ての高齢者がこのように強靭なスイマーであるわけではないのですが、年齢に関係なく毎日自然に触れ、楽しみながら運動を続ける習慣と文化がこのようなスイマーを生んでいる事実があります。

そして、重要なことは、皆がスポーツや運動するための目的や目標をしっかりと持っているということです。

自分の身体を知り、目標を持って運動を行う。そんな習慣を生活の中に取り入れ、結果健康になっている人が多いのです。

私は、運動指導者の立場から、運動の効果を高めるためには、はじめる前に明確な目的・目標を定める必要があると思っています。

そんなに難しく考える必要はありません。

どちらからといえば、楽しく！できるだけシンプルに、そして達成しやすい高さから設定することが大切なのです。

では、皆さんの運動を行うための目的、目標をどのように定めたらいいのか、少しアドバイスをしましょう。

最初から、現在の仕事を生涯続けたいからとか、一生ランナーでいたい！など明確な目標が定まっている人は飛ばして読んでもいいでしょう。

内閣府発行の「体力・スポーツに関する世論調査」によると、スポーツを行う理由の半数以上が（複数回答）

①健康・体力づくりのため、②楽しみ、気晴らしとして、と申告し、次いで4割の方は、③運動不足を感じて、④友人・仲間との交流として、運動をはじめているそうです。

運動をはじめる目的で一番簡単で楽しいのは、「スポーツやレジャーへの参加」でしょう。

生涯続けたいスポーツやレジャーが見つかった人は幸せです。

私の生きがいはスポーツだと言っていること自体が目的になるのですから。

それに、スポーツをスタートしたときに、目標も定まりやすいという利点もあります。

スポーツは、様々な種類がありますが、楽しくなってくると、上手になりたい、もっと早く、もっと長くなどと向上への目標が生まれてくるという共通点があります。

それらの向上の望みを叶えるのが筋力アップや更なる運動ということになります。

いかがでしょう、スポーツ・レジャーへの参加は、自然に目的と目標が定まってきますね。

でも、

「私は昔から運動が苦手で」

という人もいるでしょう。

もちろんスポーツやレジャーへの参加だけが運動の目的ではありませんからご安心ください。

以下のものだって立派な目的です。


「異性にはやっぱり良く見られたい、一生かっこよくいたい」

「太ってしまって着る服がなくなってショックだった」

「雑誌に膝痛の改善には膝の筋力トレーニング、腰痛には腹筋運動がいいと書いてあったから運動をしよう」

「生涯子供たちに頼らないで生きていきたい」

そして、目標とは、

「腰痛が改善したら昔のように山登りをしたい」

「体力をつけて子供と一緒にスポーツを楽しみたい」

「痩せて昔のようにおしゃれしたい」

「膝痛を改善してウォーキングを楽しみたい」

など、運動によって培った身体、改善された身体で、何をしたいかです。


運動をはじめる際、目的・目標の設定を怠ってしまうとどうなるのでしょう。最初の段階でとても辛いことが多く、なかなか積極的に参加することができなくなり、満足のいく結果が出なかったり、余計に痛くなってしまったりして脱落してしまう人が多くなるのです。

三日坊主といわれるのが嫌だとか、一度決めたことは最後までやり通すといった信念の強い人であれば別ですが、おおよそ運動をはじめた直後は、習慣になっていないことなので、辛いこともあるでしょう。

その辛い時期を乗り越える糧になるのが、目的・目標です。

運動で得られる一番大切なこと

私のお客様が運動の目的、目標を作って継続した結果、以下のような運動の成果を頂きました。

①　フルマラソンを完走できた！（60代女性）
②　12㎞の海峡を泳げた！（70代女性）
③　手足が冷えなくなった（ほとんどの女性）
④　血糖値やコレステロール値が下がった
⑤　薬を飲まなくてもよく眠れるようになった（夜中に数回起きてしまう多くの60～80代）
⑥　友達に背が高くなった?と言われた（70才の女性）
⑦　若返った！（みんな！）
⑧　風邪をひかなくなった

⑨　お友達が増えた（60才以上の多くの方）
⑩　50才を過ぎて、生まれて初めてスタイルがいいねと言われた！
⑪　30kgの減量に成功！でもまだ100kg！（50才男性）
⑫　筋肉のアンバランスが改善され、腰の痛みが軽減された（腰痛で悩む方々の多く）
⑬　会社に復帰できた（2年間鬱《うつ》で会社を休職していた30代）
⑭　たくましくなった（60代男性）
⑮　車椅子を覚悟した膝痛が軽減し杖《つえ》なしで歩けるようになった（80代女性）
⑯　あこがれのマッチョになった！（60代男性）
⑰　なにか元気になった気がする（80才女性）
⑱　身体が軽くなった気がする（70代男性）

いかがでしょう。

とても些細《ささい》なことから、一般的にみても超人的な効果があった人まで様々ですね。

このように、運動によって得られることには個人差がありますが、人によっては人生を変えてしまうような変化を感じる人だっています。

あるとき、70代の女性のお客様が私に言いました。

「ずっと使っていた膝のサポーターが廃盤になってしまって、新しいサポーターを探しているの。でも膝に合うものがなくて……、探して欲しいんだけど」

「分かりました。探してみますね。でも、もしサポーターを必要としない生活があったらもっといいですか？」

「そりゃ、そうよ。夏は暑いしかゆくなるのよ、だから膝の後ろがメッシュになっているのがいいの。でもね、サポーターがあるから安心して立ち上がれるので、ないと不安よね」


このような会話が老若男女を問わず、毎日のように繰り返されます。

この方は、6ヵ月後、サポーター依存症（私がつけた通称です）から脱し、サポーターをしているとちょっと入らなかったヨガパンツを履けるようになりました。

今では週に3日ヨガに夢中です。もちろんすぐにではなく、一つ一つ階段を上っていった結果です。

この方の運動の目的は、身体の不便を便利に変えたい「サポーターのない生活をしたい」です。そして目標はおしゃれをして京都旅行に行き、名所を歩くことだそうです。

いかがですか？　膝の痛みを知らない人は「たかがサポーターで」と思うかもしれませんが、この方は、運動によって、人生を明るく楽しいものに変えてしまったのです。

最初はとても些細なことかもしれませんが、適切な運動を継続した人が必ず感じる「いい変化」、これが運動で得られる最も大切なことなのです。

運動のはじめは誰でも辛いものです。

しかし、それを乗り越えることで、心や体にいい変化が見られ、生きていくことに幸せを感じられるようになってくるでしょう。

運動を無理なくはじめてください。

きっとあなたにも「いい変化」が表れるはずです。

一に食事、二に睡眠、三に運動

健康維持に食事は最も重要です。

私たち運動指導者は、文字通り運動を指導するのが仕事ですが、私は健康のために優先すべきは食事だと考えています。

また、最近では、食事の内容に加えて、摂取するタイミング、適切な睡眠が栄養の吸収や疲労回復に必要だということが当たり前になっています。

運動は言い換えれば疲労をする活動ですから、その疲労を回復させるための食事と睡眠が重要だということですね。

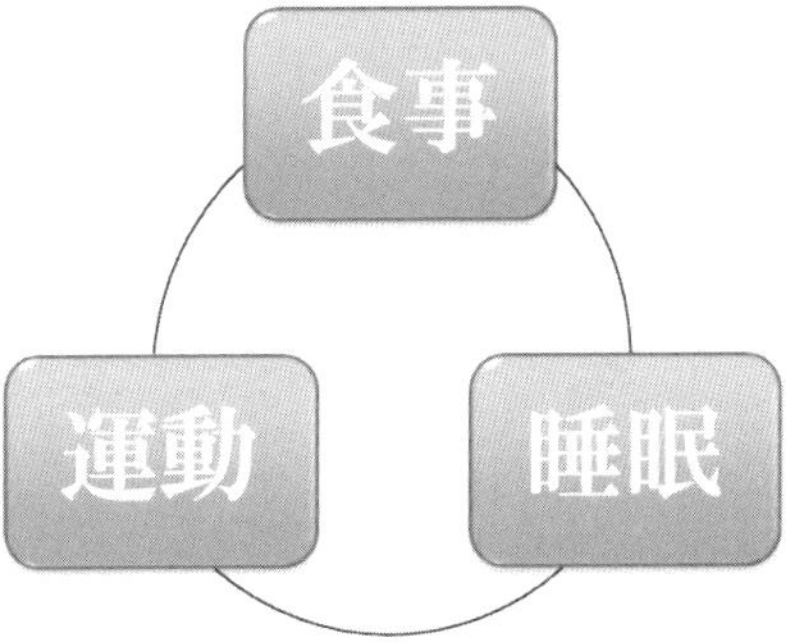

20代の女性のお客様が、半年間で10kgのシェイプアップを目標にしたいと相談にきました。
元々身長１６０cm、体重が80kgを超えている方でしたので、10kgのダイエットはかなり大変な数字であることが分かります。
私はダイエットを目標にする場合、１ヵ月に体重の５%を限度にしています。それは、リバウンドや体調を崩す可能性が高くなると考えているからです。
当初は、自分の意思によって痩せるのだ！と意気込み、有酸素運動を行うことを日課にしていましたが、1ヵ月経っても一向に体重が減らず、それどころか少しずつ増えてきていました。

あまりにストイックに運動を続けているので、心配になって声をかけ、目標を聞き、運動の前に生活習慣の見直しをお勧めしました。

すると、週に3～4度は夜勤のお仕事があり、不規則な食事時間と1日2食の生活をしていることが分かりました。

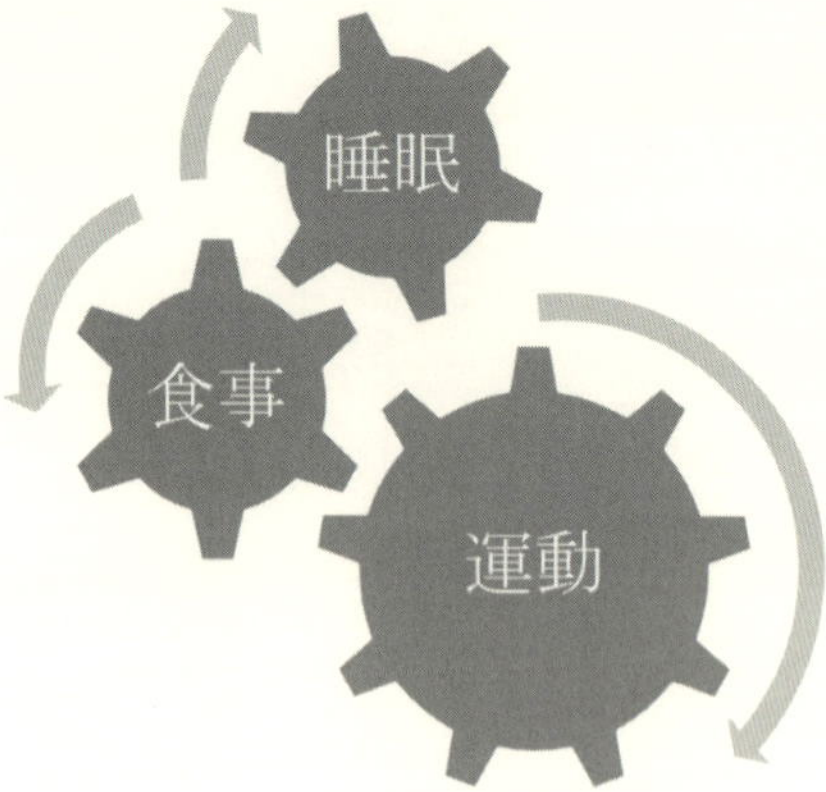

このまま運動をしていても、体重が減るどころか、おそらく体調が悪くなり運動を続けられなくなってしまうとアドバイスしました。
この方のように、体重の多い人や中高年には、健康のための優先順位を間違っている人が多くいると私は思っています。
また、高齢者になって筋力アップを目標にしている人もそうです。
運動をするのであれば、その前にしっかりとした食事と睡眠ができる環境を整えることが大切です。

そうしなければ、痩せることも、健康も手に入れることはできません。

運動が病気を治すわけではない

私のジムには、医師の診断によって運動療法が必要だと言われて、訪れる人が多くいます。

しかし、運動すれば病気や痛みが治ると思っている人がかなりいて、病院から紹介されたお客様には必ず、運動が病気を治すわけではないことを理解してもらうカウンセリングを行うようにしています。

ギックリ腰や肩こり腰痛などは運動療法によってある程度良くなることもあります。

しかし本来運動というのは、筋肉の柔軟性や体重を支える力、引いたり押したりする力を高め、走ったり泳いだりすることで、心肺機能や血液の循環を促したりすることはできますが、病気や痛みを消し去ってしまうものではありません。

ですから、病気や痛みがある場合には、まずそれらの症状が安静にすることで治癒していくものなのか、食事の制限が必要なのかなどを医師に相談することが大切だと思います。

また、

「高脂血や高血圧だから有酸素運動を」

と考える人も多いです。

確かに、運動によって症状が改善された人もいますが、おそらくほとんどの人が食事の節制やコントロールを行っていることでしょう。

食事の内容と時間を変えることで、症状は改善できます。

しかし、摂取カロリーを落とせば当然体重も落ち、それに伴って筋力が落ちてしまいます。

これは長期間入院された人を見ると明らかで、入院によって一時あるいはそれを境に生活活動量が減り、体力が落ちていく人を多く見ます。

それらを取り戻すのには非常に長い時間を要します。

ですから、生活習慣を改善するとともに運動を行うことで、体力や筋力が落ちることを防ぐのです。

また、運動をしているからといって病気にならないわけでもありません。

私のお客様には、毎日のように運動を行っている人が大勢いますが、運動をしない人よりは病気になりにくいものの、高血圧の人はいますし、コレステロール値が下がらない人も大勢います。

これらはやはり生活習慣の改善しかないのです。

これだけ聞くと
「なんだ、運動をしても健康のためにならないじゃないか」
と勘違いされてしまいますね。
実は運動をすることで得られる健康上一番の利益は病気の改善ではなく、免疫力の向上だと思います。

免疫力が上がることによって、心身ともに病気になりにくくなるといわれています。

ウイルスなどに感染しにくくなり、様々な病気から身を守ってくれるということですね。

「毎年冬になると風邪をひいて寝込んでいたのに、水泳をはじめてから全く風邪をひかなくなったよ」

以前私が勤めていたスポーツクラブに通う多くの方々からそのような声を聞きました。

これも免疫力が高くなったことが大きな要因になっていることでしょう。

運動によって体力が高まると、精神的なストレスにも強くなるといわれています。

これには科学的な根拠もあるでしょうが、運動によって得られるコミュニケーションが参加者の笑顔や会話を増やし、様々なストレスに負けない心を作ることにつながっているのではないかとも思います。

数年前、ご主人を亡くされ途方にくれていた方が、お友達に誘われピラティスをはじめました。

1年後、たくさんのお友達が増え、笑顔で毎日過ごすようになったせいか、とても若返ったように見えました。

「最初は独りぼっちになってしまったことで何もする気が起きなかったけれど、同じ境遇や悩みを持つ方が周りにいて、話をする度に肩の荷が下りていく気がするのですよ。心だけじゃなくて体も軽くなったみたいだし！」

とお話してくださったのを聞いて、運動によって得られる効果というのは計り知れないものだと思ったのです。

少し大げさかもしれませんが、彼女は運動との出合いがなかったら、病気になってしまったかもしれないのですから。

病気や怪我《けが》は食事や睡眠を含む生活習慣の改善を第一とし、加えて医師による適切な治療を受けることが大切であると思います。

そして、病気や怪我を防ぐために運動を行う。

そう考え方を変えていきましょう。

第二章

生涯現役は魔法の健康法

生涯スポーツとの出合いは一生の宝

運動を行う目的と目標が定まり、楽しく運動をしている人にとってはすでにそれらが生活の一部とまでなっていることでしょう。

とても素晴らしいことです。

しかし、運動を更に継続するには、生涯続けられるスポーツとの出合いが必要となることが多くあります。

Kさんは70代の女性。膝が痛くて歩けなくなり、再び歩けるようになりたいとジムを訪れました。

チェックの後、痛みを伴っているのでまずは提携する病院の整形外科で受診してもらいました。

診断結果は、

「加齢による膝関節の変形、体重を減らし、体を支えられるよう筋肉をつけること」

幸い医師から運動の許可を得られ、膝痛の改善にはいくつかの運動が必要であることが分かったので、まずはお孫さんと散歩ができることを目標に、勇気を出して運動に参加してもらいました。

3ヵ月後、少しずつ効果が表れて自信がつき、自宅で自ら運動をするほどになってきました。

半年後、目標であったお孫さんとの散歩もできるようになり、最初に掲げた目標は達成しました。

目標を達成したこの方はこの後どうしたでしょう。

ずっとこの状態を保ちたいという新しいきっかけと目標を持ちました。

そして、そのための運動メニューを更新しましたが、歩くためだけの運動をすることに飽きが出て、お休みをするようになってしまいました。

そこで私はKさんにあるスポーツを紹介しました。

それはハイキングです。

あるときはお弁当を持ち、あるときは美味しいと噂《うわさ》のお店まで歩いて昼食を食べて帰ってくる半日のハイキングです。

最初はスタッフがプログラムしたツアーに参加していましたが、あるときから自主的に様々なツアーに参加するようになり、今では全国を飛び回るウォーカーに変身してしまいました。

今の目標は毎月１００㎞歩くことです。

72才で毎月１００㎞です。

その数値だけを聞いたら「無理だ」とか「やりすぎ」という人もいるでしょう。

しかし、本人は次から次へと目標を更新し、運動とスポーツを楽しんでいます。膝痛の改善が目標だった人も、今では毎月１００㎞のウォーキングです。

あきらめてはいけませんね。


Ｋさんのように、目標を更新して、スポーツを楽しんでいる人が全国にたくさんいます。

その中で、私の身近でスポーツを楽しんでいる人たちを少し紹介しましょう。

まずは、私が毎夏合宿をお手伝いさせて頂くオーシャンスイムグループ「海人くらぶ」です。

オーシャンスイムとは海で行う水泳のことで、海水浴場のような湾内だけでなく、数十キロの海峡を横断するレースなどもあり、日本やオーストラリア、フランスなどで非常に人気のあるアウトドアスポーツの一つです。

「海人くらぶ」は、主宰の大貫映子さんが創設したオーシャンスイムクラブで、沖縄の方言で漁師や海で働く人のことをさす「うみんちゅ」から取っているそうです。

大貫さんは、フランスとイギリスの海峡であるドーバー海峡を日本人で初めて単独で横断成功した、いわばオーシャンスイムの第一人者で、海で泳ぐ楽しさを人々に伝えたいという気持ちからこのクラブを設立しました。

このクラブのすごいところは、２００名ほどのメンバーの大半は40代以上で、中には70才を超えたスイマーも在籍し、世界中のオーシャンスイムレースに出場しているところです。

メンバーは、何かしらのきっかけで水泳をはじめ、

「もっと泳ぎたい、美しい海で泳ぎたい！」

という気持ちからオーシャンスポーツを楽しんでいます。

〝それは昔から水泳をしているとか、運動神経が良かった人がやるものよ〟

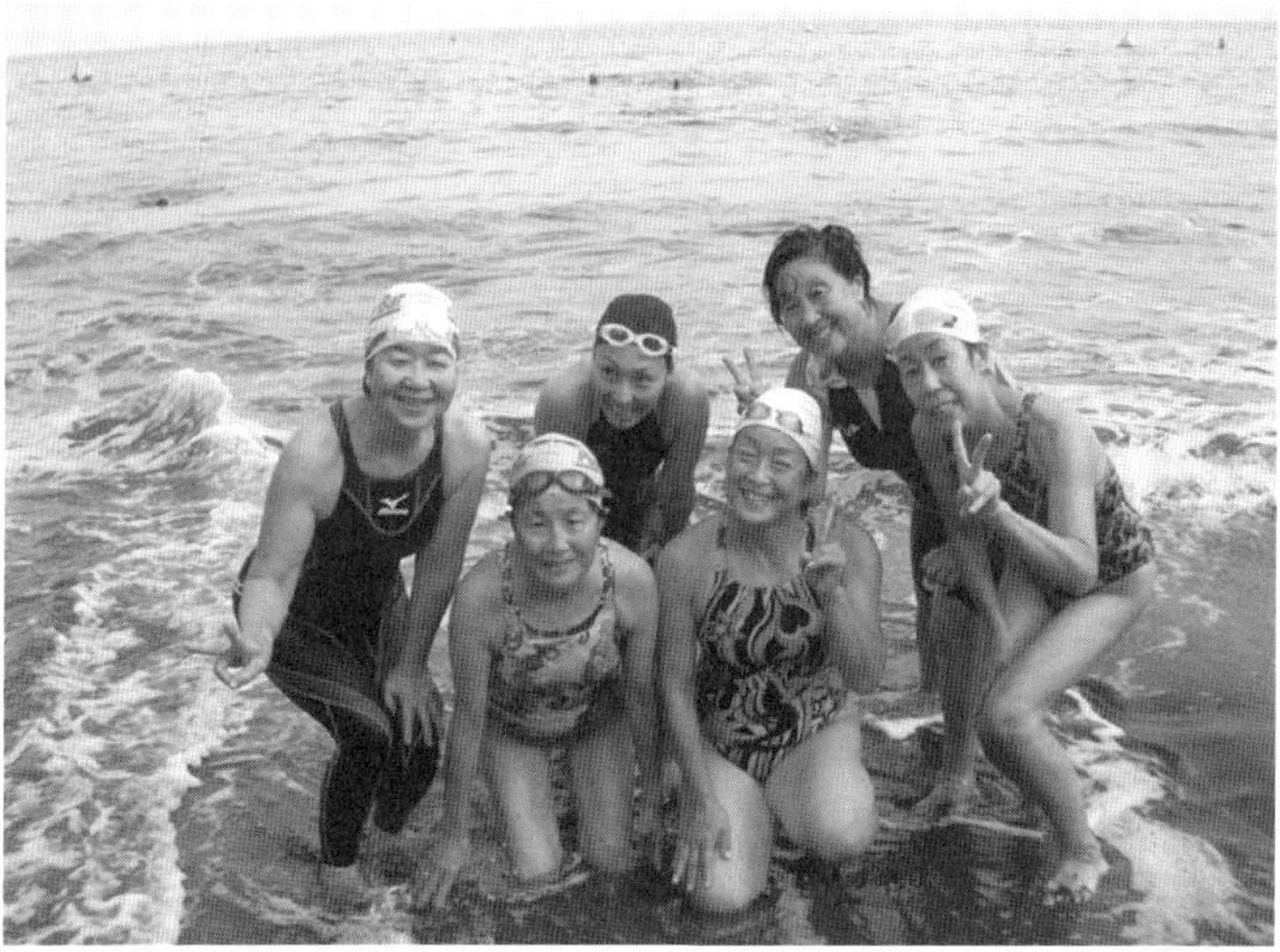

オーシャンスイムグループ「海人くらぶ」の皆さん

実は初めてお会いしたときは私もそう思いました。

なぜなら皆ものすごくパワフルで元気！　何よりよくしゃべる！　よく食べる！

そして若い。

だからきっとそうだと思いました。

しかし、メンバーの方に聞いてみると、実は一般的な主婦だった人が、運動不足のためにはじめたとか、友達に無理やり誘われてはじめたとか、どちらかというと、運動が苦手だった人の方が多いように感じるほどなのです。

また、何かしら健康に問題が生じ、その回復のために水泳をはじめた方も多くいました。

「数年オーシャンスイムを楽しんでいるうちにいつの間にか初島＊から熱海まで横断できてしまった！」

と言いながら私の手を握る70才の方もそうです。

この人たちも最初は戸惑いながら、運動をする目的と目標を決め、少しずつ更新してきた人なのです。

だからあなたもきっと生涯続けられるスポーツと出合い、健康で素敵な将来を作れるはずです。

＊静岡県唯一の有人島。約12㎞の横断となり、毎年遠泳大会が開かれる。

現役をやめさせてはいけない

「75才になる母が、運動をはじめたいと言っているのですが、どうにかやめさせて欲しいのです。私の言うことは全くきかないので、先生、説得してくれませんか？」

数日前に、運動をはじめたいとご本人がクラブに訪れ、その後息子さんからこのような電話をもらったことがありました。

「なぜ、運動がダメなのですか？　何か病気や怪我があるのですか？」

「いや、そうではなくて、75ですよ、そんなばあさんが、運動なんかして骨でも折れたら大変ですよ。そんな人いないでしょう⁉」

「うちのクラブは、80代以上の方がたくさんいらっしゃっています。90才以上の方もいらっしゃるのですから」

「え？　90才⁉　怪我でもしたらどうするのですか⁉　それに、うちの母は杖をついているのですよ」

「お言葉ですが、車椅子の人もいますし、寝たきりの人をベッドの上で運動させることもするのですよ。運動したら怪我をしてしまうか、運動しないから怪我をしてしまうか、どちらでしょう。もし、お母さんが大事でしたら、怪我をしないように運動をすることをお勧めします。私は無理をさせませんが、まずはご本人の意思の確認と、主治医に相談をしてみてください」

子供に対して過保護になる親が多いといわれますが、親に対して過保護になる子供も多く、このような会話はよくあることです。

運動中の事故は全くないとは言いきれません。

例えば、貧血で転倒したり、施設の階段でつまずいて転んでしまったりする人はいます。

水泳指導や屋外の活動においても同様です。

しかし、それらは日常生活の中でも起こりえる事故で、怪我をさせたくないからといって家の中に閉じ込めておいたら、いざ外へ出なくてはいけなくなったとき、転倒して歩けなくなってしまったりするのです。

大切な家族であればこそ、ぜひ外へ連れ出しましょう。

ましてや本人が運動したいというのであれば、なおさらです。

それでも心配ならば、保護者の方も一緒に運動してみてはいかがでしょう。親子で運動すれば、それは楽しく、継続しやすくなるのですから。

「いつもと違う」チェック

しかし、いくら親に運動を勧めてくださいといっても、年齢が増すにつれて身体が衰えてくる事実は隠せません。

安易に思っていると、それこそ怪我や、運動嫌いになってしまうので注意が必要です。

では、どのような点に気をつけたらよいのでしょうか。

運動に限らず、出先で心疾患や脳卒中など突発的な疾病に罹る方の多くが、朝出掛けるときに、「なんとなくいつもと違う」という言葉を家族に言っているそうです。

他人が、ご本人の見た目や調子を判断することは難しいことですから、自分自身が、いつもと違う調子に注意しなくてはいけません。

血圧

高いからといってすぐに運動が制限されるわけではありません。血圧は日々の気温やストレスによって大きく左右されますから、日々の血圧を測定し、主治医とよく相談しながら運動を続けることが大切です。

高血圧や血圧を安定させる薬を服用している方でも、どのような運動が適しているのかを知ることで運動に参加することが可能です。

体重

急激な体重の増減は体調の変化によるものが多いのです。後で説明しますが、急激な食事制限によるダイエットは、不調を来す原因になります。また理由が分からず体重が増減する場合は注意が必要です。

トイレ

人間は、食事をすることで排便の機能が刺激されるので、食後トイレに行きたくなるのは正常な反応です。しかし、何日も便秘が続いたり、逆に下痢が続いたりする場合には注意が必要です。

体温

体温は一日に何度も変化しますから、体温がいつもより高いからといってすぐ病気と判断するのは良くありません。逆に体温が低いほうが、免疫力が下がってウイルスなどに感染しやすくなったり、血行が悪くなって様々な機能に障害を及ぼしたりすることが多いのです。

毎朝、同じ時間に同じ場所で体温を測定し、自分の平熱を知り、高める努力をしてみましょう。

ふらつき・めまい

長時間座っていて立ち上がれば健康な人でもふらつきを感じるときがあります。しかし、いつもとは明らかに違うふらつきやめまいを感じる場合には、注意が必要です。ふらつきやめまいの裏には、多くの疾病が潜んでいる場合があるといいます。

足などのむくみ

排尿不全、腰痛などによって体液の流れが悪くなると、足がむくむことはよくありますが、その他の理由によってもむくむことがあります。いつもむくんでいないのに、朝起きて突然足が腫れていたりする場合には、注意が必要です。

顔色・表情

加齢とともに、自分の顔を鏡で見たがらない人が多くなるそうです。

しかし、毎朝自分の顔を見ることは、健康維持にとても必要なことです。目や舌の色は日々の体調を表すといわれています。

疲労や寝不足をすると、顔がむくみ、いつもと違う表情になっていることがあります。ですから、鏡を見ましょう。笑顔を作る筋肉をいつも鍛えておくと、表情筋が動きやすくなり、皮膚の老化を遅らせたり、笑顔が多くなったりして、友人や周りの人とコミュニケーションがとりやすくなります。

いつのまにか、しかめっ面や口角（口の端）が下がり、とても怖い顔になっているかもしれませんよ。

そうしたら大変ですね。笑う門には福来る！です。

頭痛

頭痛には非常に多くの原因があり、全ての人が病気とは限りません。しかし、明らかにいつもと違う激痛やそれに伴って手足のしびれや動きの制限がある場合は、すぐに病院へ行くか、救急車を手配したほうがいいと思います。

慢性的に頭痛がある人は、一度医師の診察を受けるといいでしょう。その原因を知ることで安心して運動を続けることができます。

痛み

痛みが原因でつまずきやすくなったり、力が入らなかったりして転倒することがよくあります。また、内臓器官の不調で痛みを訴える場合もあります。痛みは不調のサインとして慎重に扱うべきです。

しかし、その痛みの原因は、その痛い場所にあるとは限りません。例えば、膝が痛いからといって、膝にシップやサポーターをする人がいますが、臭いものにふたをする方法ではなく、その痛みの原因を知り、根本的に治療をすることが、長く運動を続ける方法です。場合によっては、運動をお休みする勇気も必要ですし、痛みをこらえて頑張らなくてはいけない場合もあります。

これを読むと、

「なんとなくここがいつもと違う、ああ、心配！」

と神経質になってしまう人もいますね。

いつもと違うから、家に閉じこもっていなければいけない！とか、すぐに病院へ行かなきゃ！と思わないでください。

すぐに運動を止めなくてはいけないというわけではありません。

いつもと違うと思ったときは、まず、何がいつもと違うのかを考えましょう。

例えば、今日はいつもより、血圧が高いとします。

血圧は気温やストレスによって大きく変動しますから、寒い日や心配事があるときや緊張しているときには上がるときもあるでしょう。

もちろん、数値によっては、すぐ医師に相談したほうがいいこともあるでしょうが、リラックスする必要があるだけかもしれません。

いつもは5㎞のランニングをしている人でも、今日は血圧が高いから、暖かい部屋でゆっくりとしたストレッチングかヨガを楽しんでおこうとメニューを切り替えます。

それ以上に血圧が高いと心配になる場合は、医師に相談し、毎朝定時に測っている血圧がどれくらい高くなった場合に診察を受けるべきかを聞きましょう。

その適用範囲であれば、先ほどのように運動のメニューを切り上げることで、安心して運動を行うことができます。

運動が習慣化されてきた中期の人に多いのですが、「いつもと違うチェック」で、明らかに調子が違うのに、いつもと同じメニューをこなさなくてはいけないと考えてしまう人、このような人は注意が必要です。

運動が習慣化されてきた時点で必要なことは、止める勇気を持つことです。

運動を推奨している前文と矛盾してしまうかもしれませんが、運動は、時として身体に過剰なストレスを与え、害を及ぼす場合があります。

かなりの運動量を行っている人に限ることですが、運動が習慣化されると毎日続けないとイライラする、食欲がなくなる、眠れなくなるなどといった、一種中毒のような症状を訴える人が出てきます。

毎朝走っているので、雨の日も風邪をひいていても走りたい。足が疲労して痛むけれど、それでも走りたいと思ってしまうのです。

結果、転倒して怪我をしたり、疲労が蓄積して肉離れを起こしてしまったりすることで、走ることができなくなり、楽しみを奪われてしまったと相談してきた人を多く見ています。


「止める勇気をもつ」

一生運動を楽しく続けるために、とても大切なことです。

健康は薬で作るものではない

医学の発展とともに、様々な薬やサプリメントが発明され、数年前までは難病といわれた疾病も薬を飲むだけで改善していくようになっています。

ここ30年余りで、平均寿命が7、8年も延びている理由にもなっていることでしょう。

しかし同時に、薬やサプリメントに頼りすぎてしまっている人も増えています。

私は10年ほど前、ある大学で植物の環境適用について講義を受けました。

非常に難しい内容でしたが、人間の健康生活と心理について学ぶという点からも大変考えさせられる内容でした。

植物は一般的に、人間の手で育てられると免疫力が低く、水や栄養素が足りなくなるとすぐ枯れてしまいます。

里山で人に育てられた木々も、最初のうちは、環境への適応がうまくいかず、草木どうしが絡み合い、上手く育たないそうです。

確かに、樹木が生い茂る里山で見上げると、隣同士の木の枝が絡み合い、葉がうまく日光を受けられなくなっているように見えます。


これらを人間に例えると、自然の摂理に反した生活をしていると、免疫力や治癒能力が下がり、病気や怪我をしやすくなるということです。

もう少し具体的にいうと、クーラーや携帯カイロなどの人工的な温度調節や、栄養を食事から取らない生活を常にしていると、風邪をひきやすくなったり、病気になった後回復が遅くなったりする恐れがあるということです。


そうなってしまったら、もう体質を改善することはできないのでしょうか？

里山に植えられた樹木は、時間が経つとその環境に適応して育ち、各々が日光を受けられるように枝や葉の育ちを調整するそうです。現に、20年もすると里山は、食物連鎖が盛んになり、立派な森になります。

これは植物が持つ環境適応能力なのです。

人間の環境適応能力は3才くらいまでの幼児期にほとんどなくなってしまうといわ

れていますが、植物と同じように、自然の摂理に従って生きていけば、免疫や自然治癒力も下がらずに済むのではないかと私は考えています。

それで絶対病気にならないとはもちろんいえませんが、糖尿病患者や重度の腰痛で悩んでいる多くの人が、食事を含めた生活習慣の偏りと、運動不足によるものだと思っています。

ですから病院に行って薬をもらっているからといって、毎日家に閉じこもっていては健康になれません。

薬や病院は、病気を治すためにあるものであって、それだけで健康にはなれないのです。


幸いなことに、日本は四つも季節を楽しめる国です。

日本人は、長い間四季の温度や湿度環境に適応してきました。

そして、その四季に対応するための食料保存術を開発してきました。

現代の日本人はそのような保存食を食べなくなったことや、睡眠時間の減少、偏食によって内臓の環境適応能力が低下し、余計に栄養を蓄えてしまったり、栄養不足に陥ってしまったりしているといわれています。

いつか現代的な環境にも適応してしまうのでしょうが、本来人間が持っている環境適応能力や治癒能力を向上させることによって健康づくりをしたいと思うのであれば、自身が住む土地の自然の摂理に従って生き、季節の美味しい食事と楽しい運動で身体を作り、心を豊かにするための休息を取りましょう。

それでも病気になってしまうことがあれば、適切な医師に相談をしましょう。

そうすれば無駄に薬やサプリメントを取る必要がなくなり、健康的な生活を送れることでしょう。

褒められなければ続けられない

80代後半で足腰が弱り、独りでは歩行が困難になってしまった方の奥様が来館しました。

奥様も高齢であるため、お互い歩けなくなってしまうと介護ができなくなってしまうのが不安ということで、相談にみえたのです。

定期的に通院する病院では、「加齢によるもの」と診断。

痛み止めの飲み薬とシップ薬を処方され、今後の生活についてアドバイスがあったそうです。

この男性は、介添えがあれば立つことも歩くこともできるのですが、独りでは、歩く勇気がありません。

足下がふらつくことで何度か転倒して怖い思いをしたのと、歩けない姿を近所の人たちに見られたくないというプライドが壁となり、一歩を踏み出す勇気がなくなっていました。歩くという動作は、筋肉や機能だけでなく、精神的な問題で抑制されてしまうものでもあるのです。

その後、半年にわたって歩行のための筋力やバランスアップのためのトレーニングを行いました。

結果、20㎝の高さから自分で立ち上がれるようになり、歩行も単独で10ｍほどできるようになりました。

しかし、私とトレーニングが終わるとまた奥様の肩を借りて歩いて帰ります。

「急がず少しずつステップをしていけばいいと思って、時間をかけて行っていましたが、数ヵ月経ってトレーニング中の歩行距離は伸びても、家に帰ってしまうと相変わらずこもりっきりで独りでは歩こうとしてくれないのですよ」

少し不安に思った私は、奥様にたずねました。

「歩行距離が伸びていることを褒めてあげていますか？」

「褒める？　『行かなきゃ歩けないわよ』と言わないと動いてくれないのですよ。この前なんかも時間が決まっているのに支度もしていなくて、結局遅れてしまったし、褒めるなんてできないです」

運動に限らず人は評価されないとなかなかやる気が起きず、結果も上がりにくいものです。

運動をはじめたきっかけが「独りで歩けるようになるため」という厳しい理由である場合、一番近くにいる家族が褒めてあげなければ、その道は大変険しいものになってしまいます。

「ぜひ褒めてあげてください。ご主人の10ｍは、私たちが独りで富士山を登るほど過酷で勇気ある行動なのです。それに、今の運動は、奥さんのためにも頑張らなくてはいけないとおっしゃっていましたよ。少しでいいのです。前より良くなったとか、うれしいとか。きっとやる気が倍増して、勇気も出てくるはずです」

数ヵ月後、トレーニング日以外に二人で歩行をするようになったと聞きました。

人の手を借りない老後というのは、一方的に手を借りないということではなく、お互い思いやりのキャッチボールができる中で生活ができるように努力していくことなのですね。

自分でやること　頼ること

私のクラブがオープンしてまもなく、近くで化粧品のお店を営む95才の女性が訪れました。

地域でも有名な元気おばあさんで、独り暮らしが長く、身の回りのことは全て自分でできていました。

毎朝、お店のシャッターを開けて掃除をし、取引メーカーと商談もこなします。

自分では全て一人でできると思っていますが、たまに調子が悪くなることもあり、この生活を維持できるようにするため、運動をお勧めしました。

「歩くとね、足の裏にお餅がついているような感じでふらふらするのよ。夜になると、靴が履けなくなるくらい足がむくんでしまって痛い。病院へ行ったら、利尿剤を出してくれるって」

そう言って、私の前にヘルパーさんが仕分けしてくれた1日分の薬袋を見せてくれました。

その中には、数十錠も薬が入っていて、恐らくどれが何の薬だか分からない状態です。

「これが、ビタミン剤、これがカルシウム。あとはどれが何の薬か分からないけれどね、これを飲んでいるとよく眠れるし、なにより安心するから。もう何十年も飲んでいるよ」

「ご飯は食べられますか？」

「めんどうくさくて、お昼はいつもカップラーメンだよ」


毎日、運動をしても、きちんとした食事をしていなければ意味がなくなってしまいます。そして、薬は、不適切な食事や運動、睡眠を補ってくれるものではなく、あくまで補助的に、そして治療を目的として摂取しなければいけません。

家族がいれば、食事も作ってもらったり、身の回りのことをお手伝いしてくれたりすることでしょう。

でも、この方のように独りで生活をしている人は、それらをおろそかにしがちで、病院に行き、薬を飲んでいれば健康と思ってしまいます。

また調子が悪くなれば、薬を追加してもらってしまい、根源である生活習慣の改善を自分で促せない人が多くいます。


こういった方の運動指導は、二つの改善からはじめる必要があります。

一つは、言うまでもありませんが、前文にもある生活習慣の改善です。

高齢者の生活習慣改善にはとても大切なことがあります。

それは
「自立を頼ること」

家族がいれば家族に、いなければ、保健所や市町村で保健師やヘルパーの相談を受け付けてくれます。

自分でできることは自分でやるという人も多いでしょう。

素晴らしいことです。


だからこそ「自立」をするために人を頼りましょう。

一生自分のことは自分でやるために、人を頼って改善することを優先しましょう。

そうすれば、独りだって生きていく習慣や力をつけることができます。

その判断は自分で行うものです。


そして二つ目は、意識の改革です。

体の悩みを全てなくそうと思うことよりも、

「今より悪くしないように努力する」

と意識を変えるのです。

現代の医学では、曲がってしまった背骨、膝を若い頃のように戻すことは非常に難しいといわれています。

また、糖尿病や高血圧も、完治することが難しい病気です。

しかし、生活習慣の改善や運動療法で、これらの病気を今より悪くならないようにすることができるのです。

改善だけを焦って行うことは、様々な治療院をめぐったり、間違った健康食品に惑わされたりして無駄なお金を使うことになります。

では、これは老化現象だからとあきらめますか?

少し勇気を出して、意識を改革してみてはどうでしょうか。

老化スピードをできるだけ遅くするために、生活習慣を見直し、日常の中に楽しい運動を取り入れてみましょう。


この方には、身体の機能を改善するために、まずヘルパーの方に食事指導をお願いしました。

そして、毎日無休で働いているお店を週休二日にし、お友達とお散歩に出掛けたり、遠くに住む家族を誘うようにとアドバイスしました。

数ヵ月後、貧血気味だった体調も改善し、以前よりもお元気にお話をしてくれるようになったのです。

もちろん個人差がありますから全ての人が歩くことや筋力アップなどの運動を必要としているわけではありません。

特に独居生活をしている方は、生活を豊かにすることがまず健康の第一歩です。

寂しいとどうしても良くないことを考えたり、少し調子が悪くなったりすると大病のように感じてしまいやすいものです。

ちなみにこの方は、しばらくして私たちのクラブへ顔を出してくれるようになったので、少し見させて頂くと、膝から下の関節が硬直し、上体のバランスが取れにくくなってしまっているようでした。

徒手抵抗（私の手を錘《おもり》にした運動）を使った足首の体操を行ったところ、非常に足首が動きやすくなり、片足でバランスが取れるようになったので、歩行が少し楽になりました。

効果があると、自信がついてやる気も出てくるもので、それからは定期的にクラブを訪れるようになってくれました。

90代の方でも適切な運動を継続すれば効果が出るということですね。

第三章

人生と戦うための運動

作家が運動をする理由

私のクラブには『おしん』『渡る世間は鬼ばかり』などの作家、橋田壽賀子さんも運動に見えています。

橋田さんは、健康維持のために週に3日1時間のパーソナルトレーニング（運動個人指導）と週3日1時間の水泳を行っています。

今年で87才（2012年9月現在）になる橋田さんがなぜそれほどまでに運動をしなくてはいけないのでしょうか。

これについては、今回執筆する理由ともなった運動中の会話がありました。

「私もね、もう運動なんかしたくないのですよ。泳ぐのは好きだけど、できればこんなに辛いことしたくないです。でもね、私の書くドラマは皆、家族みんなで見るものだから、なんだか元気がないなと思ったり、現実離れしていると思われたりしたら見てもらえなくなってしまうでしょう。だから橋田も元気にドラマを書いているのよっていうメッセージを常に送るためには、体力だって研究だってしなきゃならないと思って運動を続けています」

作家の仕事を知っているようで知らない私は、正直「体力を必要としない仕事」とばかり思っていました。

しかし、実際は毎日5時間以上独りで執筆していることや、様々な情報を集めるために多くの取材や労力を使っていることを知り大変驚きました。

実際橋田さんの会話の多くは今話題になっているスポーツや芸能、政治、そしてインターネットの世界まで多岐にわたっていて、接客業として注意して情報を集めている私をはるかに超える最新情報を持っているのです。

ドラマ中にブログやツイッターの話が出てきたときは正直驚きましたね。

「生きているドラマを作るためには自分が健康でなくては書けない」

という信念が強く伝わってきたのです。

仕事柄プロスポーツ選手のトレーニングやコンディショニングを行うことがありますが、彼らはプロとしてその身体を鍛え、ケアして本番に備え、結果を出して報酬をもらう商売です。

橋田壽賀子という人は、そのプロ野球選手と全く変わらないケアと備え、そして結果を出して報酬をもらう商売をしている人なのだということが分かりました。

週6日運動を行った上で執筆をしている橋田さんのスケジュールは多忙のため、運動はいつも早朝です。

午後からはお客様の接待や取材があるからだそうですが、それらが終わると夕方から夜中にかけて執筆をされるそうです。

「夜にならないとはかどらない」

といつも言っていますが、かなり夜遅くに就寝することも珍しくないと思います。

運動をはじめて半年が過ぎ、その成果が少しずつ表れたころ、橋田さんの会社が主催するパーティにお招き頂きました。

役者さんと会話をしている橋田さんは、大きな声で冗談を言ったりお辞儀をしたり大忙しでした。

「先生もお元気ね。去年より何か背中がちゃんとしているわよ。私たちの方がよっぽど背中曲がっているわね」

「毎日運動しているみたいよ、テレビでもやっていたじゃない。私たちも頑張らなきゃね」

私の近くにいたお客様同士でお話ししているのが聞こえました。

本人は、歳をとった姿を見せたくないと言いますが、同世代の方々を元気付けられる存在でいることが、テレビに映るプロのドラマ作家としてのプライドなのだと思いました。

そして、橋田さんが運動をするもう一つの理由は、旅行です。

多忙な毎日を過ごす橋田さんにとって旅行は、学生時代からの趣味で、トレーニング中にも国内の思い出の場所での出来事を話してくれたりします。

片道の切符だけを買って、行き当たりばったりの旅をして、現地で友達になった人たちと今でもお付き合いをしているとか、あの場所はとてもきれいな自然があるなど、職業柄とても豊かな表現で楽しませてくれます。

「昔はね、いろいろな場所へ行って山に登ったり街を歩いたりしてすごく楽しかったですよ。今でもいろいろな場所へ行きたいと思っているけれど、膝や腰が痛くて長くは歩けないから、船の旅が主になっているのです。それでも、各場所へ行ったとき、できれば歩いてその土地を楽しみたいと思っている。でも、そろそろ車椅子のほうが楽かな」

「一生歩いて旅行を楽しむために運動をしましょう。私もずっと頑張りますから、橋田さんも頑張りましょう」

仕事のため、自分の趣味のために運動をする。

人一倍仕事をする代わりに人一倍遊びたい。

これが橋田さんの若さの秘訣であり、それを支えているのが運動なのだと実感しました。

命の水　水中運動のすばらしさ

橋田さんは40年あまり水泳を楽しむスイマーです。

ミミさんこと、故木原美智子さんに

「速く泳ぐのではなく、きれいにゆっくり泳ぐこと」

を基礎から厳しく教わったそうで、いつも懐かしそうに当時のお話をしてくれます。

私も生前、何度かプールで指導する木原さんを拝見したことがあります。

基礎をとても丁寧に、楽しく教える人というイメージがあり、そうした姿勢も、橋田さん世代を中心に、一生泳ぎ続けたいと口にする熱狂的な水泳ファンを作れた所以《ゆえん》であると納得できました。

橋田さんにとって水泳は、健康のためということもあるでしょうが、一番の目的は「気持ちいいから」

だそうです。

心身に溜まる疲れやストレスを水の中で洗い流すような感覚で泳いでいるそうです。私も水泳が大好きで、疲れが溜まったときや、何か体がギクシャクするときには、1時間くらい何も考えず、ゆっくり泳ぎます。気持ちも身体もすっきりして、心と身体の洗濯をしたような気分になります。

ご存知の人も多いかもしれませんが、水中では、皆さんの身体にかかる重力が、浮力によって軽減され、膝や腰の関節にかかる負担が10分の1ほどになるといわれています。

そのため、関節に負担をかけたくない人にとっては、無理なく身体を動かせる上、陸上ではしにくいジャンプや足上げなどの動きも可能になり、関節や筋肉の機能改善が期待できます。

水中運動にもいろいろありますが、水泳は、肩関節や胸椎《きょうつい》（背骨の中央部）を中心に柔軟性と機能性を高めます。有酸素運動としても、高い効果があり、血液循環の改善や心肺機能の向上にとても効果があるといわれています。

また、喘息《ぜんそく》をもつ人にとって温室屋内プールは、適度な湿度環境内で運動ができるため、多くの医師が推奨しています。

水中運動の一番の利点は、浮遊感による筋肉の弛緩です。筋肉の緊張感は、痛みや身体のゆがみにつながるだけでなく、心まで収縮させストレスを溜めてしまいますが、水泳はその緊張をゆっくりとほぐすことができ、自分でできるマッサージのような効果があります。

水泳は、水に浮くことからはじまり、足が着かないところで呼吸をすること、どこまでも泳げるようになることなど、小さなステップがいくつもあり、スピードを求めなくても一生続けられるという点から、生涯スポーツとして多くの方が取り入れています。

近くにプールがある方はぜひ水泳にチャレンジしてください。

しかし、水泳愛好者や、これから水中運動をはじめようとしている人に、一つだけ注意点があります。

姿勢の改善や筋力アップを考えている人は、水中運動では補えない場合が多いということです。

たくさんの利点がある水中運動ですが、その利点が弱点になってしまう部分もあるのです。陸上よりも重力が軽減されるために、ある程度筋力アップした後、膝や脊椎を中心とした関節を支える筋肉の強化ができにくくなるといわれています。

つまり、まったく運動をしていない人が水中ウォーキングをしたり、泳いだりすると、ある程度の筋力アップにはなりますが、その後陸上を歩くための筋力は発達しにくいということです。

プールで歩いたことのある人はお分かりだと思いますが、プールサイドにあがると、重力がドスンと足腰にかかりますね。

水中ではそれだけの重さを支えるための運動にはなっていないということです。

その弱点を克服するために、浮力や水の抵抗を使い、筋肉に負荷を与える運動も行われていますが、どちらにしても、水泳を長く続けつつ、若々しく活動していきたいと思う人は、水中にいるのと同じ程度の時間、陸上で運動をすることをお勧めします。

そうすれば、陸上で筋肉を鍛え、水泳で柔軟性と機能性を向上させ、リラックスできるようになることでしょう。

個人的には、こんなに素晴らしい運動の組み合わせパターンはないと思っています。

「水泳をやりたいと思っているけれど、水が恐くて」

という人は、ぜひお近くのスイミングスクールへ行き、まずは見学させてもらいましょう。そして少し勇気が出たら、コーチにその気持ちを正直に伝えてみましょう。

既に水泳をやっているお友達がいたら、その方に聞いてみるのもいいでしょう。日本のスイミングスクールには、約70万人のスイマーがいて、70才を超えてから生まれて初めてプールに入った人も、80才を過ぎて水泳大会に出場する人もたくさんいるのです。

さあ、一歩踏み出す勇気を持ちましょう。

橋田さんはプールだけでなく海で泳ぐことも好きだそうです。旅行先では、実際に海があれば、水着とゴーグルを着けて泳ぐようです。

もちろん、海はプールと違って足も着かないですし、波や潮の流れだってあります。攻撃してくる生物だっているかもしれません。

しかし、海で泳ぐということは、自然の中に身を任せることで、人間が動物なのだと認識する数少ない瞬間を味わうことのできるとても貴重な体験です。

海で泳ぐことは、なかなか安易にできるものではありませんが、現在では、海への第一歩を丁寧にエスコートしてくれる指導者も多くなってきましたので、ぜひ一度海で泳ぐ機会を作ってみてください。

車椅子を覚悟した膝痛が改善

「変形性膝関節症」

日本国内では700万人も患者がいるといわれている膝の疾患で、多くが、老化現象とあきらめてしまっていたり、我慢していたりすることが多い病気でもあります。

橋田さんもその疾患を患う一人で、以前は車椅子で出かけなくてはいけないほど痛みが激しいときもありました。

私が初めてお会いしたときもそのような状態で、

「この膝は治らないから」

と半ばあきらめていらっしゃいました。

変形性膝関節症は、膝関節を覆う軟骨や半月板の断裂、靭帯《じんたい》の損傷などが原因で関節に炎症が起こり、膝の円滑な動きが制限され安定性が失われていく疾患です。

一般的には、階段の昇降時や椅子から立ち上がる際痛みを生じ、後に正座をするのが辛くなり、起床時には膝付近や腰周りの筋肉が硬直するなどの症状が出るといわれています。

また、40代以上の女性に非常に多い病気で、激しい衝撃や疲労、筋力低下、ホルモンのバランスの乱れなども原因に挙げられています。

私のクラブにはこの疾患で多くのお客様が来館されます。

私はこの膝疾患の改善を促すために、いくつかの方法を使います。

まず一つ目は、受ける人の意識です。

この疾患は、痛みを伴うばかりではなく、膝が不安定になることも多いので、歩けなくなる不安が先行してしまい、変形してしまった膝を元の状態に戻そうとしたり、昔のように階段を走って上がれるようになりたいと努力している人が多いようです。

しかし、この膝疾患は、薬や手術ですぐに治る病気ではないので、まずは原因をしっかり探り、この状態がこれ以上悪化しないようにすることを考えることが大切なのです。

考え方を変えるということですね。

このことをまずお話すると3割くらいの方が、

「お話を聞いただけでなんだか良くなった気がする」

といいます。ご自分の気持ちを整理することが第一歩です。

そして、二つ目は膝を支える筋肉の萎縮と弱化（力が入らないなど）を見極めて、痛みの原因を探りながらバランスを整えてあげる運動療法です。

ほとんどの筋肉は、関節などを境に拮抗《きっこう》して存在し、お互い収縮と伸展のバランスによって関節を動かしたり力を出したりすることができるようになっています。

例えば、上腕の力こぶができる上腕二頭筋と、二の腕といわれる裏側の上腕三頭筋は拮抗しており、力こぶを作ろうとして腕を屈曲すると上腕二頭筋が収縮し、その際その収縮バランスを取って伸展しているのが拮抗筋の上腕三頭筋です。

膝は、たくさんの筋肉で支えられており、全身の影響を受けやすい関節です。どこかの拮抗筋のバランスが崩れるとそのバランスを取ろうとするため、特定の部分に疲労が溜まり、それらの炎症の原因になると考えられます。

全てがそのように単純ではありませんが、マッサージや整体などでは、それら萎縮した筋肉を緩めることでバランスを取って痛みを軽減させる方法を使うことが多くあります。

また、内臓に機能的な弊害があると、関係した筋肉が弱化（力が入りにくい状態）することも分かっています。

例えば、下痢や便秘をしてしまうと、椅子から立ち上がる特定の部分の筋肉が弱化して、力が入りにくくなります。このような状態で長時間歩いたり、立っていたりすると、弱化している筋肉を補おうと今度は特定の筋肉が働きすぎ、腰痛が起こったりすることもあるのです。

橋田さんの場合は、長時間座って執筆をすることで、足を挙げるための筋肉と大腿《だいたい》部（ふともも）が萎縮しており、それらを筋・筋膜ストレッチで緩めることからはじめました。

それと同時に、膝痛の原因の一つと思われる、下腿《かたい》部（ふくらはぎ周辺）の筋力低下が見られたので、それらの筋力アップトレーニングを行いました。

6ヵ月後、硬直していた筋肉が緩んで機能改善が見られ、ふくらはぎは引き締まり筋肉量が増えました。痛くて歩くことも難しかった膝が楽になり、病院での手術をキャンセルしたほどでした。

運動療法とは、ただ筋肉を緩めるだけでなく、筋肉が弱化している原因を取り除き、筋力アップを行うものです。

薬を使うわけでも、魔法を使うわけでもないので即効性はありませんが、運動療法は痛みや病気の根本的な原因を探り、改善することを目標にしているため、原因が筋肉にある場合、再発することが少ないと思います。

運動療法は、覚えてしまえば自宅でも行うことが可能ですが、継続しにくい難点があります。

ですから、膝痛や腰痛などで運動療法を選ぶ場合、長く続けるための場所や指導者をきちんと見つけることが重要なポイントになります。

執筆のための筋力トレーニング

一般的に、日々の筋力トレーニングが必要な職業とは、プロスポーツ選手やダンサー、そして我々トレーナーなど主に体を使う仕事が考えられます。

しかし、こうした職業でなくても、身体を使い、筋肉を酷使して疲労が蓄積したり、機能が低下したりしている人も少なくありません。

例えば橋田さんの職業だって、一見筋肉を使う職業には見えません。

「1日数時間も字を書くのだから、ペンを持つ筋肉を鍛えなきゃいけないわよ」

「そうですね、では1kg あるペンを作ってトレーニングしましょうか？」

なんて冗談を言うこともありますが、普通は思いつかないでしょう。

しかし、長時間座っていたり、立っていたりするためにも筋力は使われるのです。長時間緊張して座っていることで、頭を支える首や胸椎周辺の筋肉が硬直し、バランスが崩れやすくなるからです。

橋田さんも、長時間執筆していた翌日は、

「背が曲がっているように感じる」

と言います。背中の筋肉が硬直し、胸椎（胸の後ろにある背骨）の動きが悪くなり、いわゆる猫背になりやすくなっているのです。

これらの筋肉を緩めるためにマッサージを受ければ、やはり一時的に緊張がほぐれますが、数時間もすれば、また同じようになってしまいます。

私は、この職業的な筋肉硬直の改善に、脊柱《せきちゅう》を支える筋肉のストレッチと筋力トレーニングを行っています。

脊柱の筋力トレーニングは、座って仕事をする人にとって非常に大切なことです。

もし、脊柱の筋力が不足したまま長時間座り続ければ、頑固な肩こりや腰痛に悩まされることになり、更に進行すれば、腰椎《ようつい》（背骨の腰部）の位置がずれたり最悪の場合、変形したりする症状になりかねません。

もしそうなれば、下肢にしびれや鈍痛が常に出るようになり、座っていることが困難になるでしょう。

また、歩行をする際や、座る際に激痛が起きるようになると脊柱間狭窄《きょうさく》症や椎間《ついかん》板《ばん》ヘルニアという疾患に判断されることが多くなります。

直立歩行をする人間にとって、脊柱の筋肉は大変大切だということですね。

橋田さんも、私とお会いする以前に脊柱間狭窄症になり手術を受けていますので、再発しないよう、一般の方以上に脊柱を支える筋力トレーニングは欠かせません。

もし再発すれば、長時間座っていることが困難になり、今までのように執筆することができなくなるでしょう。

それに何よりも、橋田さんが一番楽しみにしている、〝仕事を頑張ったご褒美の旅行〟に行けなくなり、執筆に対して意欲がわかなくなってしまうことが目に見えています。

八十才でも筋肉はつく

橋田さんは、膝痛と転倒予防のため、ふくらはぎの筋力トレーニングを行っています。まずは私の手で抵抗をつける徒手抵抗によるストレッチと筋力トレーニングを行い、その後に、バランスを取りながら鍛えることができるボディキーという道具を使ってふくらはぎと脛《すね》の筋力アップをはかります。

このトレーニングをはじめてから3ヵ月ほど経ったころ、

「最近ふくらはぎに筋肉つきましたね」

「でしょう！　やっぱりそうなんだ。最近、なんだかふくらはぎが太くなったような気がしているのよ。昔から、ふくらはぎだけが細くて恥ずかしいからロングドレスを着ているのに、ふくらはぎがモリモリしてきている。ふくらはぎがシシャモみたいという理由が初めて分かったわ」

なんていう会話がありました。

橋田さんは、ご自分の年齢で筋肉がつくなどと思っていなかったらしいので、大変驚いていました。

膝から下の筋肉は、浅い筋肉と骨に近い場所にある複数の深い筋肉で構成されており、これらの硬直や弱化がおきてバランスが崩れると、膝痛や股関節痛になることが多いといわれています。

人間は立って生活をしているために、状態のバランスを支えるための筋肉が必要になります。特にこの膝から下に関しては、身体の大部分の体重を支えるので、ここが上手く機能していないと、代わりに股関節や骨盤、胸椎、頚椎《けいつい》などを支える筋肉が必要以上に働き、疲労してしまいます。

つまり、少し大げさにいうと、膝から下の筋肉バランスが崩れると、肩こりや腰痛になるということです。

また、これらの筋肉が低下すると、下腿全体の血行やリンパの流れが悪くなり、足がむくんだり、足先が冷たくなったりする人が増えてきます。

橋田さんもその一人で、膝痛に加えて膝から下のむくみと、足の冷えに悩んでいました。

現在は、以前に比べて膝の痛みやむくみ、冷えも落ち着き、その効果を実感しています。

やればできる

健康に気を使っている橋田さんは、やはり定期的に病院に通っています。

知らぬ間に血糖値やコレステロールの数値が上がっていたり、今飲んでいる薬が合わなくなってしまったりするので、検査をしてもらっています。

私たちトレーナーが、医師とコンタクトをとったり、お客様から治療情報をもらったりすることで、運動のメニューがより効果の高いものになり、結果、お客様にメリットが増えることになります。

しかし、病院に行くなということではありませんが、あくまで健康は自分で作るものであるということを自覚し、その補助として病院にいくことが大切です。

医師の適切な治療や投薬は、病気や怪我を治してくれますが、自分で正しい生活習慣を身につけることで、多くの病気から自分で身を守ることができるのです。

私は、サプリメントや薬を余分に飲んだりしないことを勧めていますが、患者さんは、医師の処方や巷《ちまた》の健康情報に疑問を抱かず、知らぬ間に、大量の薬やサプリメントを飲んでいる人が増えています。

後ほど述べますが、薬やサプリメントは、人間の身体を劇的に変化させてくれる効果がある反面、人間が自然の摂理に従って生きることを阻害する可能性が高くなると思います。

薬やサプリメントだけでは、絶対に健康になれません。

お金を払えば、毎日のように医師の診断や薬を処方してもらうことができるでしょう。

私たちトレーナーを雇って毎日身体のケアを施し、必要な筋力トレーニングを行えば、とても良いコンディションが整います。

ではそれができるほどの経済力があれば、誰でも健康になれるのでしょうか。

橋田さんはよく言います。

「どんなに優秀な医師や薬、トレーナーがいても、自分が行動を起こさなければ効果は出ませんよ。行動を起こしても、絶対に健康でいられる保証はないですしね。健康は、人に頼ったり、お金で買えるものじゃないことを知らなくてはいけないのです」

個人の収入や生活によって、トレーナーに運動指導を受けられる人もいれば、そのような余裕のない人もいるでしょう。

しかし、ほとんどの人の場合、トレーナーとの運動以外にも、生活習慣の改善や、運動を自分で習慣化させる行動が必要なのです。

橋田さんは、私との運動時間を、必ず早朝にしています。

それは、午前中の運動は、その日1日の代謝を上げやすいということと、朝のうちに身体の機能アップを行うことによって、疲労の蓄積や転倒防止につながるからです。

そして、最大の理由は、膨大な仕事を中心に考えると、その時間しかないからです。

いつものんびりと朝運動をしているのではありません。

夜中の2時3時まで仕事をして、早朝に運動をしているのです。

他力だけでこの行動をすることはできませんね。

これがプロ意識の一つなのでしょう。


自らの生活や余暇の時間を見直してみましょう。

きっとあなたにも、1日30分の時間は作れるはずです。

健康づくりは、その時間作りからはじめるのです。


橋田さんは、自分の健康づくりについて、よく言います。

「お金や名誉よりも、食べたいものを食べ、自分の足で行きたい場所へ歩いていけることはどんなに幸せか。事故や病気で歩けなくなってしまった人がいるのに、歩こうとすれば歩ける人がなぜ自分の足で立ち上がろうとしないのか。私はまだできる、やればできると思うことが健康づくりの第一歩なのですよ」


様々な執筆をされている橋田さんだから言えるのかもしれない。

でも毎日働くために身体を動かしている姿を見ていると、特別な人とは思えないのです。

健康に生きていくためには自分の身体を鍛え続ける必要があり、高齢化する世の中では、橋田さんのような意識を持つことが大切です。こうしたことを当たり前にこなしている姿は、これからの社会の模範となっています。

死ぬまで社会から離脱してはいけません。
誰かのためではなく、自分のためにまずは第一歩を。
あなたはまだできる。
やればできる。
応援していますよ。

第四章

結局ダメな健康法

「癒やし系」の落とし穴

昨今、雑誌やＴＶ、インターネットで、健康に関する情報を簡単に収集できるようになりました。

困ったことや調べたいことがあれば、携帯電話やパソコンを使ってちょっと検索するだけで貴重な体験談や参考になる情報が簡単に手に入るので、私たちトレーナーも利用しています。

しかし、その情報の中には、ある一部分の人たちだけの体験による効果もあり、それがあたかも「妙薬」と勘違いされ、トラブルにつながっているケースもあります。

最近都会を中心にエステやマッサージ、ヨガなどを使いリラクセーションを目的とした、いわゆる「癒やし系」サービス店が非常に多く出店しています。

また、店舗に限らず、ネット販売においても、音楽、香り、色彩など趣向を凝らした商品を開発し、女性を中心に非常に人気があります。

こういった商品や場所は、様々なストレスを受けやすい現代社会において、都会のオアシスになっているようでとてもいいと思っています。

エクササイズでも同様で、アロマや光などを使用したリラクセーション目的のヨガは非常に人気が高く、日中激務をこなすビジネスマンにとって精神のリラクセーションとなり、仕事にも役立っているそうです。

このように多くのストレスを癒やしてくれる「癒やし系」商品ですが、実はこれらには依存性が高いものや睡眠リズムを崩してしまうものもあり、最初は高い効果を感じても、それらが慢性化してきてしまうと逆効果となってしまうこともあるのです。

40代の女性のお客様がひどい肩こりがあるので見て欲しいと訪れました。

チェックをすると、肩こりを受けやすい首の形状をしており、同じ姿勢で長時間いると体が硬直しやすいという判断をしました。

また、朝方まで起きていて夕方まで寝ている生活をしていることと、食事の時間がまちまちであることから概日リズム（昼夜リズム）が崩れ、自律神経が上手くコントロールしにくくなっているのではないかというお話をしました。

概日リズムとは、簡単にいうと太陽が出て明るい日中は活動し、太陽が沈む夜は寝るといった人間本来の活動リズムのことで、体内時計などとも呼ばれているものです。

しかし、夜中にテレビを長時間見ていたり、強く明るい光を浴びる、日夜が逆転した生活をしていたりすると、体内時計が狂い、いくら睡眠時間をとっても眠気が覚めない、体が硬直しやすい、高血圧、糖尿病などを誘発するようになってしまうといわれています。

この方はまさにこの症状が出ており、運動よりも先に概日リズムを修正することが先決であるとお話をしました。

しかし、この方は、

「自分はストレスが溜まっているから調子が悪く、癒やしが足りないのでこのような状態になっていると思うのです。原因はストレスなんですよ、毎日マッサージをしてお風呂に入って、筋肉をほぐすように病院の先生からも言われました、睡眠時間だってちゃんと8時間とっていますよ」

この方の概日リズムの修正はとても困難でした。

数日直って顔色が良くなったと思うと、「癒やし系グッズ」にはまり再びばらばら。

それを数ヵ月繰り返した後ついに入院してしまいました。

1ヵ月後に退院し、さすがに懲りたのか、概日リズムを治すプログラムに参加してくれました。

概日リズムを治すプログラムは単純ですがとても継続が難しく、本人が依存性から立ち直ろうとする強い意志がなければ超えられません。

プログラムは段階的に行われ、第一ステージは、午後0時から午前0時までは眠らないことと、朝目覚めたら太陽に向かってヨガ呼吸をするというものです。

とても単純でしょう。

でもこれがなかなか上手くいかない。

3ヵ月続けられたら次のステージです。

先は長いですね。

でも、それくらい人の習慣というのは怖いものです。

マッサージや、癒やしが悪いわけではありません。

ストレスの解消は大切なことです。

しかし、他力ばかりに頼ってしまい、自分で行動を起さなくなってしまったら本末転倒です。最終的には自分の頭で指示を出し、足で立って行動しなくては生きていけないのですから。

私のお客様で医師の方がいます。

日々激務をこなし、概日リズムもばらばらになってしまうときもあるそうですが、身体の疲れは寝て回復させ、精神的な疲れは、スクーバダイビングを楽しむことで回復させるそうです。

疲れているのに、わざわざそんなストレスのかかることをしなくてもいいのに、と思う人も多いことでしょう。

しかし、ストレスは鎮めるだけが解消方法ではないと思います。

現実から離れ、非日常的なストレス（わくわくする）をかけることで不要なストレスを解消させることもできると私は考えます。

それに後ほどの章で説明しますが、ストレスは悪いばかりじゃないのですよ。

「健康長寿国日本」のウソ

江戸時代に福岡在住の儒学者、貝原益軒《かいばらえきけん》によって書かれた『養生訓』は、健康的に長生きをするための生活習慣などについて、著者の体験に基づいて書かれており、現代医学でも参考にするほどの名著です。

その中に、「人生は六十才からが楽しいので、そこまで元気で長生きをして余生を楽しみなさい」という文面があります。

ただ長生きをするだけでなく、六十才までは人間として未熟なので、そこまで精進して残りの人生を楽しみなさいというのです。

先にも書いた通り、日本人は世界的に見ても長寿国で、女性の平均寿命は長い間トップを守り続けています。

経済発展により栄養価の高い食事と、医療を誰でも受けられるようになったおかげもありますが、日本人が古来より取り入れてきた生活習慣が健康的に長生きをする秘訣を作ったのではないかと思うのです。

現在の日本はどうでしょう。

長年穀物で生活をしてきた日本人の食事が欧米化し、肉、パンなど新しい食べ物を主食とする人が増えていることや、何でも手に入るような便利な生活によって日本が守ってきた健康文化が壊されようとしています。

50年後、現在のような長寿国といわれているでしょうか。心配になります。

また、食生活同様に大きな変化があるのは、長寿である高齢者の自立生活度です。長生きだけれど、独りで歩くことやトイレなど身の回りのことをできない人が増えているということです。

これは、現在私たちスポーツトレーナーの大きな課題となっている、介護予防にも関わることです。

便利な社会になったことで、中高齢者の筋力が低下しそれに比例して、自立生活度も下がっているということです。

元気な高齢者が増えるのは大変いいことですが、要介護者が増えるのは、社会的な不安を増幅させることにつながってしまいかねません。

「私は昔から元気だから、将来も大丈夫だよ！」

そんな中高齢者もたくさんいることでしょう。

では、将来自立して生活ができるか否かちょっとしたテストを三つやってみましょう。

これは下肢の筋力を中心にテストしたものですが、無理のない範囲で行ってみてください。

① 椅子立ち上がりテスト

日頃生活で利用している椅子（約40㎝）から手を使わずに立ち上がることができるかのテストを行います。できる限り背中をまっすぐに保ち、勢いをつけずに立ち上がります。立ち上がるために必要な足や背中の筋力とバランスをチェックします。

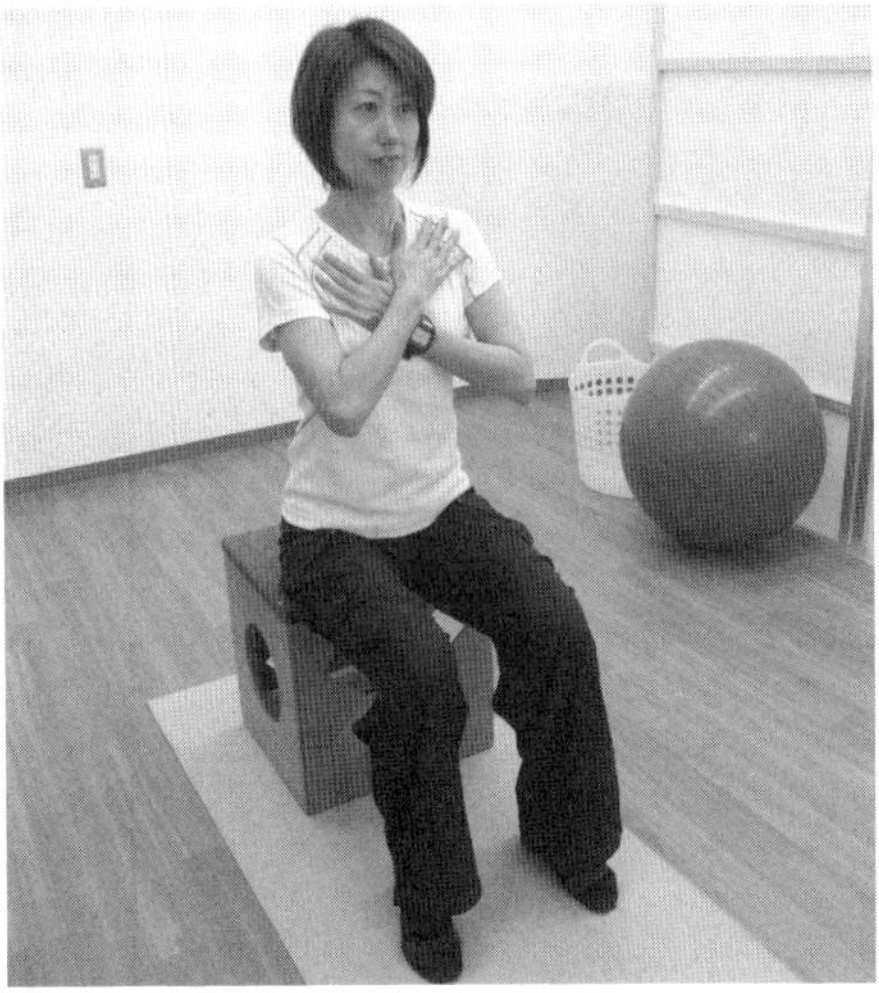

椅子立ち上がりテスト

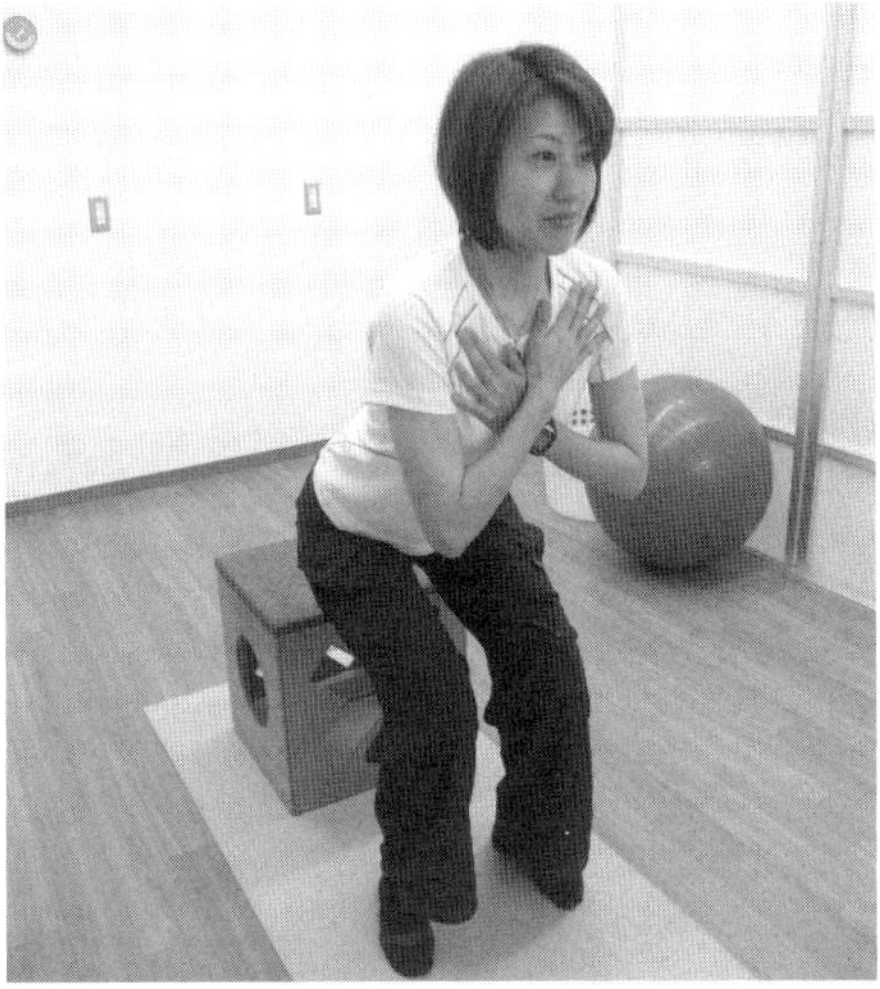

② **片足バランス**

片方の膝を腰の高さまで上げて背筋を伸ばし、静止します。

ふらふらしても良いですが、膝が下がってしまったり足をついてしまったりしたら終了です。

30秒間を最長にしてどこまで耐えられるかの筋力とバランス感覚のテストです。

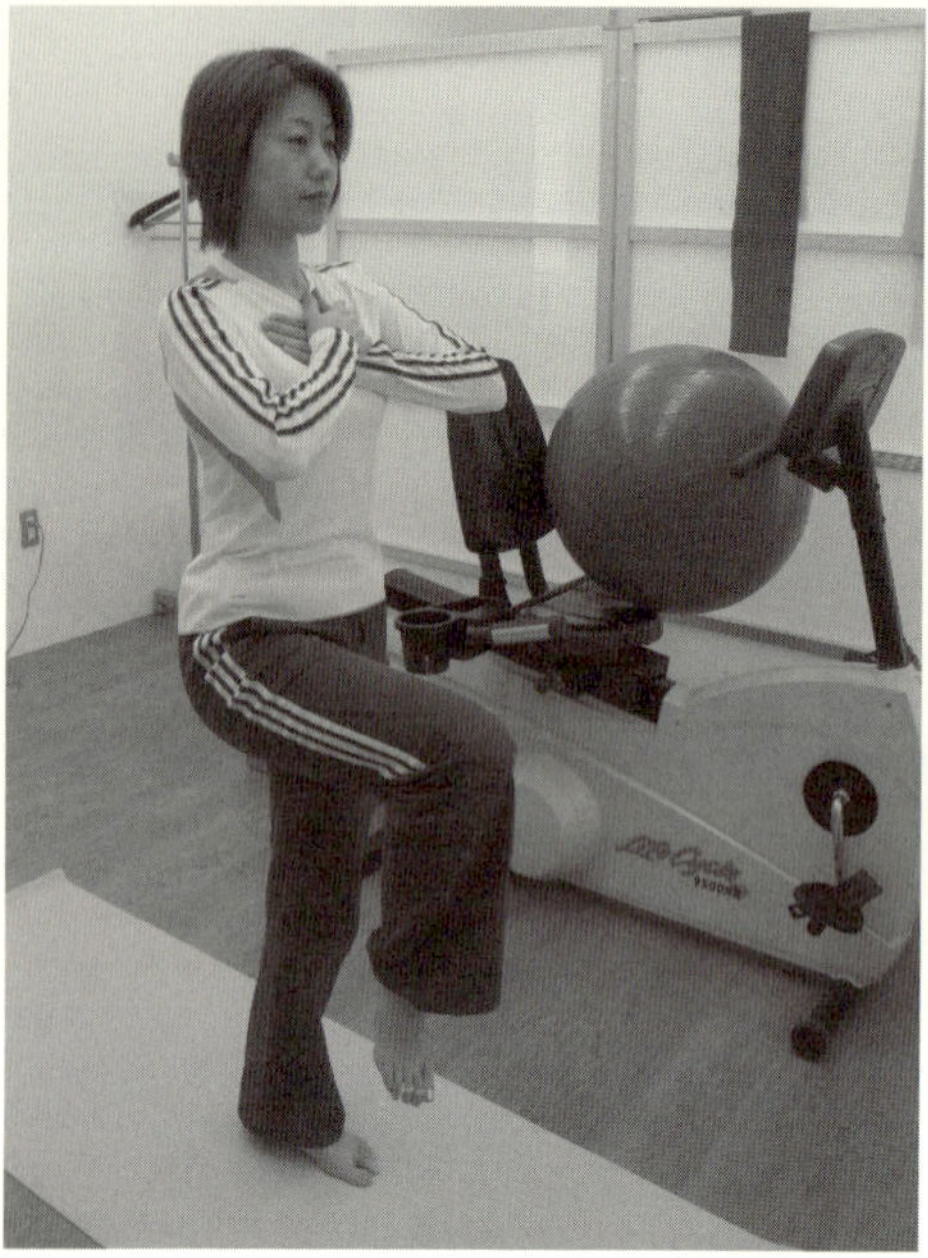

片足バランス

③　階段立ち上がりテスト

先ほどの椅子から立ち上がる要領を使い、階段の高さ（約20㎝）から手を使わずに立ち上がります。膝の痛い方は無理をしないでください。

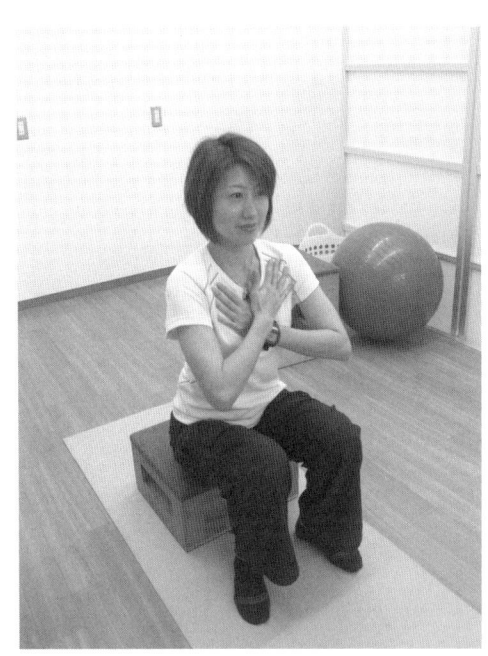

階段立ち上がりテスト

いかがでしたか？

三つのテストができないからといって、将来絶対に自立できないというわけではありません。

現段階での下肢筋力で体重を支えているか否かの判断ですから、各個人に合わせた適切な運動を続けることで、筋力を上げることはできます。

あきらめないでチャレンジしてくださいね。

本当の意味での長寿国、自立生活度の高い健康長寿国を目指し、今一度日本の食生活と筋力アップを考えてみましょう。

筋肉を緩めるだけのマッサージは蟻地獄

ひどい肩こりと腰痛で首が回らなくなったタクシーの運転手が訪れました。

週に1度鍼灸《しんきゅう》マッサージを受けていて、行くととても楽になるのですが、3日も働けば痛みが再発してしまうので、根本的な改善を望んでいました。

車の運転はアクセルとブレーキを踏むことで足の筋肉を使うので、右ハンドルのオートマチック車の場合は、右足の下腿に負担がかかります。

また、長時間緊張して座っていることで、頭を支える首や胸椎周辺の筋肉が硬直し、バランスが崩れやすくなります。

人間は生きていますから、通常は、一晩眠れば治癒能力によって疲労した筋肉が修復され、次の日には改善されていくのですが、自律神経などが不調になると、緊張や硬直が癖となり自力では修復できない状態になることがあります。

このような筋肉硬直の場合、適切なマッサージや鍼灸は、筋肉の血行やリンパの流れを促進し、機能改善を促してくれる画期的な治療方法になります。

私も疲労が溜まって身体の不調を感じる場合、必要に応じて鍼灸師の方に身体を緩めてもらうときがあります。


しかし、仕事や生活で疲労したことが原因で起きる痛みや凝りは、使われた筋肉を緩めるだけでは、根本的な改善につながらない場合も多くあります。

筋肉が緩むというプロセスには、血行が促進するという作用があり、筋肉中に溜まった老廃物が血液によって押し流され「凝った」という感覚が緩和されますが、緩んでしまった部分を支える別の筋肉がどこかに生まれ、それは、いずれ新たな「凝り」や痛みを発生させてしまうのです。

また、人工的に筋肉を緩めていると、それらは一種「癖」のような状態になり、マッサージでないと回復しない筋肉に変わってしまいます。

こうなったら根本的な回復は望めなくなってしまいます。

私たちトレーナーは、これらマッサージの代わりに、ストレッチングや拮抗筋トレーニングなどによって筋肉のバランスを整え、ゆっくりですが根本的な改善を目指します。

時間はかかりますが、再発しにくいバランスの取れた身体を作るにはこの方法しかないと思っています。

また、鍼灸や指圧という手法は古くから伝わる東洋医学ですが、これらは経絡といわれる「ツボ」を適切に刺激することで筋肉を緩めたり改善したりする方法で、国家資格を持つ鍼灸師、指圧師だけに認められた治療方法です。

正しい知識を持った鍼灸師、指圧師であればこれらを理解して適切な治療をしてくれることでしょう。

ただ筋肉を緩めるだけの安易なマッサージや一時的な快楽を求めた強いマッサージは、蟻地獄のようなものですから、絶対に避けるべきです。

食事を見直せばサプリメントは必要ない

仕事柄、海外へ行くことが多くあります。

外国へ行くと、文化、芸術、人々の表情、そして食事など国内にいては味わえない刺激をたくさん受けることができます。

仕事があるので、長くても数日しか滞在できないのですが、場所によってはあと1ヵ月ぐらい延長したいとか、毎年来たいと思うような素晴らしい場所がたくさんあります。

しかし、海外に行って、いつも困ってしまうのが便秘です。

食事の変化なのか、気候の違いなのか分かりませんが、国内では滅多に困らない便通が、海外へいくと極端に変わるのです。

あら、デリケートね。

そうなのですと言いたいところですが、実はいろいろ調べてみると、意外に多くの人が食事を中心とした環境の違いによる便通の不調を訴えています。

これは、病気とは違うのであまり神経質になる必要はないと思うのですが、海外の食事は、味覚、嗅覚、視覚、触覚など様々な違いがあり、何気なく摂っている食事でも体の中では変化があるものと考えられます。


それはそうですね。

南国で輝くように咲く花も、北国へ持っていけば、芽すら出ない植物もありますし、北国でしか生息しない生物だってたくさんいます。

これらは正しい食物連鎖を行うためには、必要なことなのです。

しかし、人間はどうでしょうか。

品種改良や輸入によって、日本にいながら世界中の食物を口にすることができるようになりました。

これは、つい半世紀前からの出来事なのです。

そのハイスピードな変化に体が対応できず、適応能力の高い人間ですら肥満や免疫力の低下などを起こしていると私は考えています。

それでも、

「日本人の平均寿命は延びているじゃないか」

という人もいるでしょう。

それらは、食生活が豊かになったこともありますが、平均寿命の延びは、医療の発達が大きな要因だと思うのです。

平均寿命が延びている反面、癌《がん》患者の数はここ30年の間に数十倍も増えているのをご存知でしょうか。

これも、癌を発見する技術が向上したことが要因に挙げられますが、増加率の要因はその理由だけに留まらないという医師が大勢います。

＊参考資料　国立がん研究センター　がん対策情報センター

癌発生の理由は様々ですが、食文化の変化は大きな要因ではないかと私は考えているのです。日本人は古来より、海や山から四季の恵みを頂き、それらを保存する工夫を凝らした調理法を開発してきました。

長い年月をかけて、働くための体力と病気にならないための知恵を習得し、バランスの取れた食事の摂り方を実践してきています。

今はどうでしょう。

調理の工夫をしなくとも保存や味を変えることが簡単にできます。

疲労したり、体調が悪くなったりすれば薬やサプリメントをコンビニで購入し、飲むことができます。

こんな世の中になると、必要以上に栄養を摂ることで、自分の力で栄養素を蓄えられなくなり、結果免疫力や回復力が下がるのではないかと思います。

60代のFさんという一人暮らしの女性から質問を受けました。

「病院で自律神経失調症と言われ、薬を処方されているのですが、ちょっと疲れるとふらふらするし、常に体がだるい。そして、一番気にしているのは、ちょっと恥ずかしいのだけれど、便秘なのです。1週間くらい平気でまともな便通がないことも珍しくないです。だからなかなか痩せないのですよ。これは、運動不足ですか？　それとも、何か栄養が足りないのでしょうか。サプリメントなんかはどうなのでしょう」

Fさんに関わらず、同じような質問は毎日のように聞きます。

Ｆさんには、食事レコーディング法（食べたものを全て記録するダイエット方法）を使って、２週間、薬を含む、口から入ったものを調べて頂きました。

結果、びっくりしたのは薬やサプリメントの量と、それに対して少なすぎる食事です。

朝は、毎食お茶漬けと漬物少々。そして10種類ほどの薬とサプリメント。

昼食は、ほぼ毎日お友達と外食。

夕飯は、お惣菜屋さんで購入したおかず、大量の薬とサプリメントです。


もうお分かりのように、アドバイスをしたのは、食事の内容です。

まず、四季に合わせたものを食することです。

魚も、野菜もその季節に採れたものを積極的に食するようにし、塩分を控えるために昆布や鰹節《かつおぶし》からとった出汁《だし》を使ったり、味噌《みそ》や豆腐など少量でいいので毎日食べてもらったりするようにしました。

そして、保存食としてよく使われている海藻類のひじきや若布《わかめ》、切り干し大根や乾燥椎茸《しいたけ》などを多く使う料理レシピを紹介することで、独り分でも小出しで食事を作れることもお話しました。

また、炭水化物は太るからということで避けていたようですが、白米に玄米を少し混ぜて主食にしてもらいました。

この便利な世の中に、とっても面倒だ。
そう思った方も多いでしょう。
しかし、その便利すぎる世の中に頼りすぎたことが悪い現状だとしたならば、改善が必要かもしれませんね。
それに、よく見てみれば、特別なことをしているのではなく、日本人が昔から食しているものを食べればいいのですから。

昔、日本のどの家庭でも見られた食生活を活用する、つまり簡単、便利に頼りすぎ、日本人の身体が持つ環境適応能力を超えてしまった結果、Fさんのように体調不良を訴える人が増えていると思うのです。日本人の身体をもとに戻す唯一の方法ということですね。

さて、1週間ごとの食事レコーディングを1ヵ月続けてきたところ、Fさんから喜びの声を頂きました。

「まず、感じたのは食事が美味しいということです。体が喜んでいるというか、体に合っているという感じがとてもするのです。ちょっと大げさにいうと、食事が直接血肉になっている感じがすごくするのですよ。不思議ですね、気分がそうなっていくと自然と体調も良くなってきて、ほら！」

そういって椅子から立ち上がり、屈伸運動をして見せてくれました。

食事を見直すことで、癌を防いだり病気が治るというわけではありませんが、Fさんがおっしゃっていたように、食事が美味しいと思える、体が喜んでいると思うことは、健康を維持するためにとても大切なことだと思うのです。

そして、サプリメントについてですが、私は、日本の食文化を見直すことができれば、それ以上に足りない栄養を摂る必要がないのではないかと思うのです。

それでも、いつまでも若々しく、元気でいたいと思う気持ちは誰しも思っていることでしょう。

私も同じですからね。

私は、ビタミンやミネラルを特別摂ることはしていませんが、職業柄、体力を使うので、普段の運動後にプロテイン（たんぱく質）を補給しています。

また、水分不足にならないように、食事で摂る水分とは別に、3リットルほどの水分補給をしています。

内容は、単純に水（普通の水道水）を2リットルほどと、食事や休憩時間に飲めるよう、毎日1リットルの蜂蜜生姜《しょうが》湯を1年中飲んでいます。


蜂蜜生姜を飲みはじめたきっかけは、私自身の経験からなのです。

いくら運動をしていても、疲労が溜まると、肩甲骨の間から腰にかけて筋肉が硬くなり、座っているのも辛いことがありました。

いわゆる、ストレスによる血行不良ですね。

体の奥のほうの筋肉が萎縮してしまうと、簡単には柔軟性を取り戻すことができません。

そこで、毎日数杯は飲んでいたコーヒーやお茶を少なくし、体の血行を促進する生姜を摂取しようと考えたのです。

これは、毎日家族が作ってくれているのですが、作り方は簡単です。

生姜をスライスして干し、乾燥したものを数分煮るのです。1分ほどすると湯に色がついてきますので、好みに合わせて煮る時間を調整してください。

市販されているものもありますが、心配なのは「何が含まれているか分からない」ことです。

長く飲み続けるものですから、少量の添加物でも蓄積されることで将来悪影響を及ぼすこともあるからです。

たくさんの健康食品が出回っている世の中ですが、その辺りは栄養の内容より最初に気にしなくてはいけないところなのです。

そのようなことから、生姜は無農薬のものを取り入れています。

そして蜂蜜ですが、これに関しては非常にこだわりを持っています。

蜂蜜は、東西の医学の祖が万能薬、滅菌薬として取り入れたことで知られています。

虚弱、病後などに体力が落ちている人や、生活習慣の乱れによって体調を崩している人が、定期的に蜂蜜を体内へ運ぶことで、驚くべき回復を促してくれる薬として重宝していたのです。

現代の蜂蜜は、甘味料としての利用が主ですが、「薬蜜」と呼ばれる古来の製法を伝承する蜂蜜を見つけてからはすっかりファンになってしまいました。
「薬蜜」とは、単一花蜜から採れた純粋蜂蜜のことで、ショウシ、レイシ、リュウガンなど生薬に使われる植物の花から採られたものなのです。

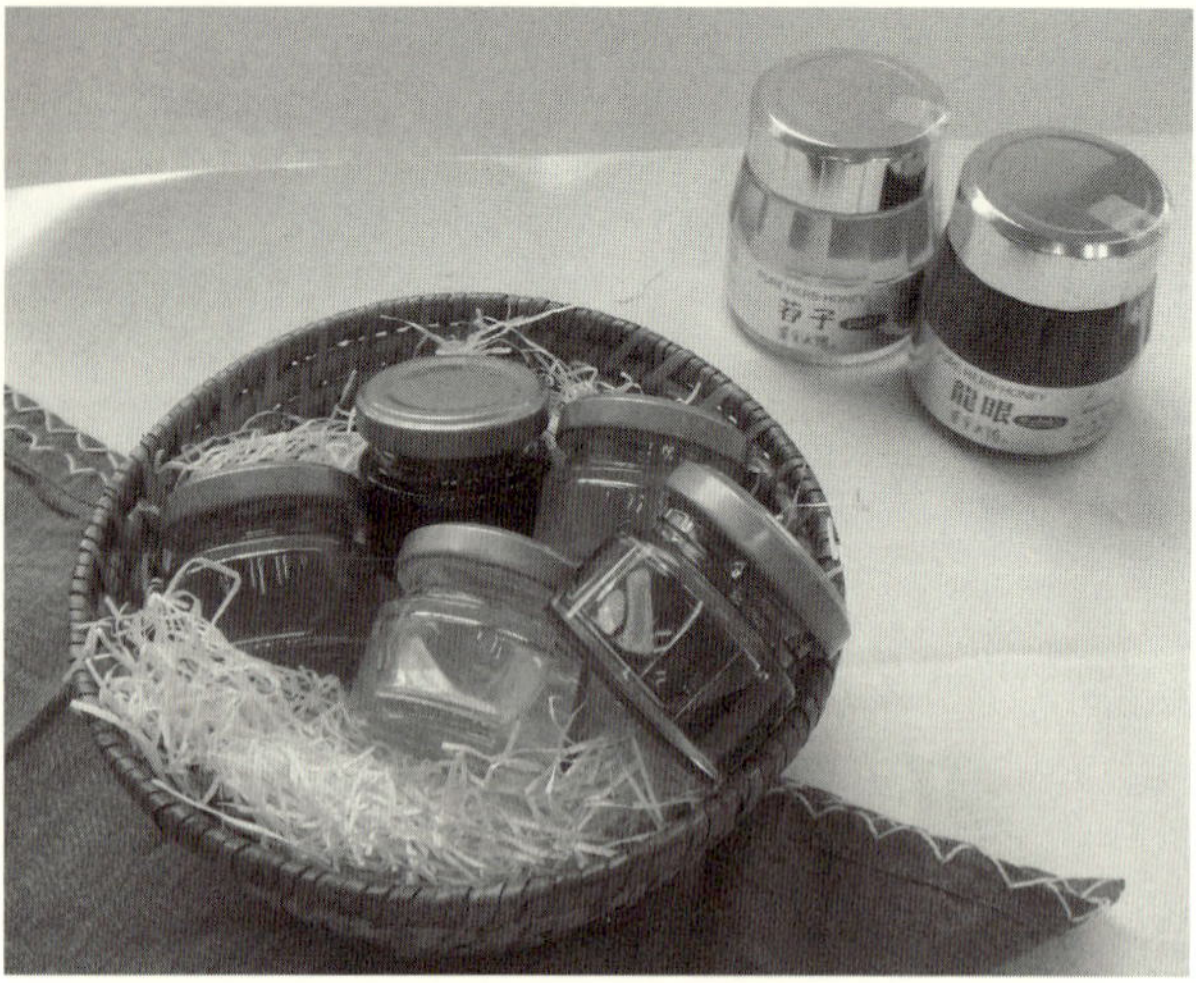

薬蜜

サプリメントではないので、私の蜂蜜生姜はもちろん、お客様が運動後に立ち寄る自社カフェで、アイスクリームの上に乗せたり、無農薬紅茶に混ぜたりして楽しんで頂いています。

飲めば健康が促進されるという考えではなく、自らが持っている「生命力」を本来の状態に戻すための手段として、運動とともに、必要な物だけを取り入れる。そのように考え、健康補助として活用することをお勧めします。

毎日歩くと老ける

老化とは、人として生まれてきた以上避けられない人生のプロセスです。

生きている証《あかし》を刻んでいるのだと思えば前向きですが、なるべくなら老化はゆっくり進んで欲しいと願うのが一般的ですね。

運動は、血行を促進し、筋肉や骨、肌などを強くそしてしなやかにしてくれます。

運動をしていない人は、筋肉が落ちて背が丸くなり、肌はくすんで弛《たる》み、年齢よりも年を取って見えてしまいます。

しかし、運動もしすぎるとかえって老化を進行させてしまうことがあります。

なぜでしょう。

それは人間の回復力に理由があります。

先にも述べましたが、運動は言い換えると疲労をさせる活動です。

その疲労活動に対して適切な睡眠と栄養、休息をとることによって成長ホルモンが分泌され、筋肉などの組織の形成や修復が促されます。

しかし、それらの形成や修復がなされないとしたらどうなるでしょう。

疲労が蓄積した組織は後に炎症を起こし、痛みを伴って障害となります。

痛みや怪我を伴って運動を続ければそれらをかばおうと防衛本能が働き、筋肉は萎縮と弛みを生み、体のバランスは崩れていきます。

また、昨今では運動によって活性酸素と呼ばれる酸化物質が生まれることが分かっています。適度な運動ではむしろ活性酸素を減らしてくれるのですが、疲労を蓄積するような運動を繰り返すと逆に活性酸素が多く発生し、簡単にいうと体を錆《さ》びさせていくというのです。


活性酸素について、一般人が健康のために運動を行うレベルではほとんど気にする必要はないと私は思っていますが、疲労の蓄積については、個人差が非常に大きいので、注意が必要です。

20代のころはくたくたに疲れて帰ってきても、ご飯をしっかり食べて睡眠を取れば、次の日にはすっきり回復していたことと思いますが、これらの回復力は、年々遅くなり、40才を過ぎるころからはどうにもならないくらい疲労が抜けなくなっている人もいることでしょう。

中高齢からの運動は、この疲労感が

「やっぱり無理だ……」

と思わせてしまうことがなかなか進まない原因にもなっています。

運動のプログラムを作成すると、必ず聞かれるのは

「週に何日くらい、１日に何度やったらいいですか？」

という質問です。

これは今まで続けてきた運動や生活活動量、食事、睡眠など様々な要因に影響されるため、実は皆同じではないのです。

プログラムを立てる上で一番難しいところといっても過言ではありません。

そして、年を重ねる毎にその頻度も少しずつ落としていく必要があります。

しかし、せっかく毎日運動を楽しんでいる人から運動を取り上げてしまうわけにはいきませんね。

一定の部分に疲労が集中しないようにすればいいのです。

50才の時にコレステロール値が高いので医師からウォーキングをするように勧められ、毎朝欠かさず1時間のウォーキングを行っている60代の男性の方が訪れました。奥様の食事協力もあり、ウォーキングをはじめてから3ヵ月後くらいに体重が数キロ減り、医師が驚くほどコレステロール値も下がりました。

それから数年間大きな病気もせず、逆に健康に対して意識が高まり、規則正しい生活を送るようになったそうです。

しかし、運動をはじめてから10年後、奥様からの

「最近背中が丸くなった気がする」

という言葉をきっかけに老化の進行について気にしはじめると、朝起きて股関節を中心に体が固まっているように思えたり、血圧が高い日が続いたりするようになったとのことです。

早速アライメントチェックをすると、発達した筋肉に対して、使われていない筋肉の老化が進行していました。

アライメントチェックとは、車の車体バランスによく使われる言葉で、車と同じように筋肉のつき方や体の傾き・張りなどをチェックすることです。

私たちは、その結果やカウンセリングなどによって最善の運動療法を導き、コンディションを整えます。

この方のアライメントは、大腿部、ふくらはぎ、腹部の筋肉が非常に発達している反面、大腿部の裏と背中の筋力が弱くなっていること、股関節の動きが少なく、膝を持ち上げようとすると体が傾き猫背姿勢になってしまっていました。

カウンセリングでは、

「毎日歩かないと気がすまない、雨でも雪でも歩いている、朝5時に起きて7時には家に帰ってくる生活をもう10年続けてきたよ」

「でも、以前より体が硬くなってきた気がするのと、右と左の足の太さがこんなに違うよ」と言って私に発達したふくらはぎの筋肉を見せてくれました。

短い距離でしたがウォーキング動作を確認し、いつも履いているというスポーツシューズを見せてもらいました。

すると、明らかに足を引きずるように歩いていて、右と左の靴の減り方が全く違うのです。

矛盾しているように聞こえてしまうかもしれませんが、一見のアライメントが正しいからといって、健康だとか傷病になりにくいというわけでもないのです。

現に野球やゴルフの選手のほとんどは左右不対象の筋肉バランスになっており、その筋肉のバランスを違う筋肉が補うといった、アンバランスのバランスを取っている人がほとんどなのですから。

この方の場合は、アンバランスのバランスが取れていないため、猫背で傾き加減の姿勢が運動をすればするほど進行してしまうのと、一部分の筋肉が疲労の蓄積によって萎縮してしまい、関節の変形を伴っているのでした。

その結果足を引きずるように歩くようになってしまったというのが私の予想でした。

この方へのアドバイスは、

「週7日のウォーキングを週5日にしましょう、運動を休まなくてもいいのですよ。ただ同じ運動を繰り返してしまったために、疲労が蓄積しやすくなっていて、年齢を重ねたことでその疲労が抜けにくくなっているようなのです」

「毎日運動していることが逆効果になっていたということ？」

自分が良いと信じて続けてきたことですから、それらを否定されてしまったように感じて、最初は受け入れてもらえませんでした。

しかし、戻すことができない老化を受け入れ、できる限りその進行にブレーキをかけることが一生現役でいるためにこれからしなくてはいけないことなのだということを説明すると、やっと受け入れてくれ、次の日から運動メニューを大幅に変えてもらいました。

数ヵ月後、

「いやー自分でもびっくりしています。歩くのを週5日にしたら、とても楽になりました。体というより、正直気持ちの方が楽になった気がします。自分の中で、毎日歩かなくてはいけないという使命感というか、体が心に強制させられている感があったのですよ」

運動を止めるのではなく、加齢に伴って運動を変えていくこと。

これは毎日運動をしたいと思っている人にとって非常に大切なアドバイスです。

その後、この方にはピラティスというエクササイズを日常の運動に取り入れてもらいました。

ピラティスとは、様々な筋肉を意識して動かすことで、細かい運動機能や柔軟性を高める運動で、寝たきりの方からリハビリテーション、プロスポーツ選手のコンディショニングに至るまで多くの方が行っている運動法です。

それでも、この運動によって老化を止めることはできないかもしれません。

しかし、間違った運動方法による老化の進行にはブレーキをかけることができたと思っています。

いつまでも若々しくいるための運動、老化にブレーキをかける運動を目指しましょう！

痩せるために運動をするな

30代に入ると、お腹周りを中心に脂肪がつきやすくなります。

健康診断で医師に
「体重を落とすために運動をしなさい」

と言われて相談にくる人はとても多いのです。

しかし、痩せるために運動をするということほど辛いものはありません。

私の経験では、痩せるためにストイックに運動を続け、そのまま現状維持をしている人は非常に少数です。

では運動しても痩せないということ？

そういうわけではありませんが、痩せることを運動の目標にすると、とても辛くて継続しにくいということです。

それに、後でも述べますが、運動によって得られる消費カロリーは非常に少ないことをご存知でしょうか。

例えば体重60kgの人が1時間ウォーキングをしたとしても、平均的なラーメンを1杯食べたら簡単に相殺してしまいます。

もちろん、1日のカロリー消費の収支計算をしてマイナスになれば痩せていくということになるので、単体で考えてはいけないのですが、意外にそれだけでは痩せていかないのが人間の体の難しいところなのです。

ちゃんとカロリー計算をして運動を行っても、その結果が見えてくるのは数ヵ月後なのです。一度でもダイエットに挑戦した人なら分かるでしょう。

これに関しては個人的な見解になりますが、人間の防衛本能のせいではないだろうかと思っています。

つまり、運動を行えば、体は疲労の回復を促すために、エネルギーを補給しようとします。

特に運動をはじめたころには、食事で得たエネルギーを蓄えようとするのではないかと思うのです。

ですから、体が運動をする習慣に慣れるまでの間は、食べたエネルギーが運動によって簡単に消費しないので数ヵ月は痩せない……ということです。

そして、残念なことに、運動習慣がなかった人や筋肉量が少ない人はその停滞期間が長くなると考えています。

また、痩せるために運動をしない方がいい理由に
「無理をしやすい」

ということがあります。

一度決めたことをやり抜くという強い意志を持った人にとても多いのですが、早く結果を出したいがためについつい度を越えてしまうのでしょうね。

特に男性の方は、昔とった杵柄《きねづか》で、ダイエットのために急にウォーキングやランニングをはじめる人が多く、低下した下半身の筋肉が関節を支えられずに、膝や腰を悪くしてしまう人が多く見られます。

では痩せたいと思い立ったらまずは何をすればいいのでしょうか。

それは、まず食事の見直しです。

痩せたいと思い立ったら、1週間食べたものを書き出してみるところからはじめるといいでしょう。

これについてはまた後でも述べますが、痩せたい！と思って、いきなり運動をする

のは絶対に禁物です。

第五章

本当にダイエットは必要なのか

中高年の間違ったダイエットは老ける原因

雑誌やインターネットで、ダイエットという文字を見ない日はありません。

日本では、スリム＝健康、スリム＝美しいといったイメージが非常に強く根づいています。

確かに、無駄な贅肉《ぜいにく》がたくさんついていることが健康的だとは思えないかもしれませんが、単に痩せていることが健康であるという認識は変えていかなければいけません。

職業柄、様々な年齢、体形の人と接しますが、年をとって見えるのは、太っているか否かではなく、筋肉が衰えているかいないかだと思います。

ですから、私は、体形チェックをしたときに、あなたの膝を支えている筋肉は、年齢よりも若いですね、とか、バランスを支持する筋力が年齢よりも劣っているといった表現をよくします。

専門的な目や知識でいうとそのような見解になりますが、実際には、スリムへの憧れは止みません。

私もお客様から、

「バナナダイエットってどうですか」

「脱炭水化物ダイエットは？」

「たんぱく質ダイエットは？」

「動物性脂肪を全く摂らないダイエットは？」

など多くのダイエット手法の質問を受けます。

最も簡単なダイエットの方法は、摂取カロリーを抑えることですが、成長期の子供や、スポーツ選手には、安易なカロリーカットダイエットはあまりお勧めできません。

また中高年においても、単食物や栄養素の偏った食事によるダイエットは、栄養不足に陥り、細胞の修復や回復に悪い影響を及ぼすことが考えられ、痩せたとしても、逆に老化を進行させると思います。

そして、ダイエットの一番悪い影響は、ストレスが増えることです。

よく考えてみてください。

毎日、毎食、同じものを食べたり飲んだりしていたら、食事がとてもつまらないものになりませんか？

人間は欲求を満たされなくなるとストレスに襲われます。

中でも食欲は、生まれてから死ぬまで変わらない欲求の一つとして大切なものだと思います。

食事がとても単純でつまらないものになったとき、非常に悪い影響を及ぼすことになるでしょう。

共働きが多い昨今、夕食や朝食を独りで食べている小学生は少なくありません。とても寂しい食事を取り続けた子供は成長過程に支障を来します。コミュニケーション力が不足するだけでなく、栄養不足に陥って脳、骨、筋肉などの成長が遅くなったり、好き嫌いが増えることで肥満が増えたりしているそうです。

中高年にはストレスを感じるようになると、食事に関心がなくなり、食事をするのが面倒くさくなってしまうとか、逆に我慢しきれなくなって極端に食事量が増えてしまったりする人が多くいます。

それに、食事の内容を「これだけ」とか、量を減らすことで痩せた場合、それらのダイエット方法を一生続ける自信があるか否かも判断しなければいけませんね。

Gさんという60代の主婦の方が、私に相談をしてきました。

その方は身長が153cmで体重が75kgあり、腰痛、膝痛予防のため医師から痩せる努力をするよう処方され、新聞折込みに入っていた毎昼300ccの飲料を飲むだけで痩せるというダイエット食品を購入し、1ヵ月で5kgのダイエットをすることができました。

しかし、相談というのは、痩せたのはいいけれど、食事に対するストレスがあり、このダイエット食品を止めたいのだがどうしたらいいか困っているということだったのです。

まず、身体のチェックをすると、下半身を中心に筋力の低下が見受けられ、体重は落ちてきているものの、体力も一緒に落ちているように感じるといったことが第一印象でした。

実際、ご本人にお話を聞いたところ、ダイエット開始から数日後に、貧血や身体のだるさを感じるようになり、最近では、身体を動かすことが億劫《おっくう》になっていて、家にこもりがちになっているとのことでした。

食事というのは、エネルギー補給だけでなく、体調の調整や心のバランスを整える重要な役目があることがよく分かります。

この方に、最初に行ったのは、運動ではなく、先ほども紹介した食事レコーディング法です。

これらは、食事の時間や内容、分かる範囲での量と、食後の体重を毎回記録するという方法です。

２週間ほど記録を取った後、拝見させてもらいました。

まず驚いたのは、２週間のうち、朝食を２回しか摂っていないことでした。そして、食事の時間がばらばらで、遅いときには、夕食を22時過ぎに摂っていることもありました。

これについて、Ｇさんは、家族の活動時間に合わせて食事を作っているので、朝は忙しくてついつい抜いてしまうとのことでした。すると、お昼前にすごくお腹が空《す》き、途中でお菓子やパンなどを食べてしまうのです。

一般的に食事を抜くと、エネルギー不足に陥ることと、脳が飢餓状態と認識し、体が省エネモードに変化すると考えています。

つまり、排泄がしにくくなったり、脂肪を蓄えようとする機能が優位にたってしまうと考えられるのです。

また、水分量が非常に少ないことにも気づきました。

足がすごくむくむのと、夜中にトイレに行くことが辛くて、午後はついつい水分を少なくしてしまうそうです。

水分量が少ないと、身体の体液が濃くなり、老廃物が排泄しにくくなると考えられています。むくみの原因はいろいろありますが、水分を摂ったことで、足がむくんでいるわけではないので逆効果であることをお話しました。

水分摂取が少ないことは、ダイエットだけでなく、健康上もいいことがありません。まして、運動を行う場合の水分不足は危険を伴いますので、水筒を持ち歩いたり食事に汁物を常に加えるなど、いつも水分補給ができるような工夫が大切です。

Gさんは、少しの工夫をすることで、ダイエット食品を止めることに成功しました。

朝食は、おにぎりとお味噌汁を用意して、家族と一緒に食べられるようにし、昼食は、野菜とたんぱく質を多く摂れる食事、そして夜は、家族が帰ってくる前に、早めの夕食を摂るように変えました。

最初のうちは、夜お腹が減ってしまいましたが、その分、朝お腹が空くようになり、目覚め良く快適に起床できるようになったそうです。

そして、注目の体重は、なんとさらに3kg減。

毎日30分の有酸素運動を日課にしてもらったので、以前のようなだるさも軽減し、歩くことが楽しくなったようです。

足のむくみは、積極的に水分を補給するようにしたことで本人がびっくりするほど改善し、毎朝ひどくむくんでいたのがだいぶ軽減したそうです。

もうお分かりのように、Gさんのダイエットは、特別な食事をしたわけでも、何かをきつく制限したわけでもありません。

生活を見直したことで、余分なものを削ることができ、一番大切な健康を取り戻すきっかけになったということです。

食べるという欲求はとても大切なことです。

一度しかない人生、我慢ばかりではつまらない、楽しく健康になるためになるべく「これだけ」という制限は無いほうがいいですから。

若く見られたい！

私は、職業柄太らないように気をつけています。しかし、20代の頃と比べて、なかなか体脂肪が落ちにくく、「少し運動している」だけでは、腰周りを中心に脂肪の蓄えが増えていってしまいます。

年を取るとなぜ痩せにくくなるのでしょうか。

病気などで、太れなくなっている人もいますが、多くの人が年齢を重ねていくと、「痩せにくい」症状を感じています。

「あまり食べていないのに太る」という言葉はよく聞きますね。

■年を取ると痩せにくくなる主な原因

① 筋肉の衰え・細りによる基礎代謝の減少

②　運動量の低下
③　女性ホルモンや成長ホルモンなどの分泌減少
④　味覚、嗜好の変化
⑤　栄養不足

基礎代謝とは、生きていくための最低限必要なエネルギー消費です。主に脳や内臓を機能させたり、体温を調節したりするために消費します。

基礎代謝は、寝ていても消費されていくもので、1日の総エネルギー消費量の約70%を占めるといわれています。

年齢的に最も基礎代謝が高いのは、10代後半で、その後、ゆっくりと消費量は落ち、30代半ば頃からは急激に減ってきます。

30代半ばは、働き盛りで外食も多く、若い頃の習慣で食欲も旺盛なので、運動不足も重なってエネルギーの需要と供給のバランスが崩れると脂肪となって蓄積されていきます。

20代の頃は、毎朝少し走るだけで簡単に痩せた人もいるでしょう。

しかし、この頃になると、痩せよう！と奮起して走り出したら膝が痛くなって3日で脱落、という人や、毎朝歩いているけれど、全く体重が落ちないという人、お腹の周りだけ脂肪が取れないという人をよく見かけます。

ここまで聞くと、「ほら、年取ったら皆太るのだよ！　だから気にしない！」などという人がいるかもしれません。

確かに老化による基礎代謝の減少は簡単に防ぎきれない理由があります。

では、基礎代謝を上げれば痩せるのだ！

残念ながら、基礎代謝は、ある程度その人の体形や体重によって決まるものなので、多少の運動では増やすことができないのです。

逆に基礎代謝はある程度体重に比例するものなので、太っていても基礎代謝は多いという人がほとんどです。

「私は１日のカロリー摂取を１６００キロカロリーに制限して、痩せました！」

ご自分で、食事のカロリーを計算し、必要以上に摂らなければ痩せるような気がしますね。

基礎代謝量を超えなければ、物理的には短期間で痩せることができるはずです。

しかし、食事を安易に減らして行う方法は、たんぱく質を中心に栄養不足に陥る可能性が高く、筋肉がつかないまま体重だけが落ちるので、リバウンド現象（一度体重が減っても、心理的なストレスなどでダイエットする前よりも体重が増えてしまう現象）が起きやすくなります。

また、極端なカロリーカットは、体内のホルモンの分泌バランスを変えてしまったり、飢餓本能が働き、逆にエネルギーを保存しなければいけないと感知し、脂肪を蓄えようとする体にシフトしてしまいます。

では、そもそも、脂肪が多いとなぜ健康を害してしまうのでしょうか。

肥満が健康に及ぼす影響とは、内臓脂肪と呼ばれる、いわゆる内臓の周りにつく脂肪やＬＤＬコレステロール（悪玉コレステロール）などが動脈硬化を起こし、動脈を狭くしたり詰まらせたりして脳や心臓などの機能不全を起こすことなどが挙げられます。

また、私は痩せているから大丈夫と、身長に対する体重だけで判断してしまう人が多くいますが、実は、隠れ肥満といわれる、体重は少ないのに体脂肪率が高い人もいます。

単に見かけが太っているからではなく、内臓や血液中の脂質などが健康に害を及ぼしてしまう可能性があるのです。

逆にお相撲さんのように、一見太っているように見えても、実は脂肪のほとんどが皮下脂肪で、体脂肪率が低く、健康上問題が無い人もいるのです。

これらの判断は、医師による血液検査や体脂肪計による体脂肪率によります。

それでも、実年齢より、年取って見られたくない！

健康的な身体は維持したい！

そうですよね？

私も同じです!!

基礎代謝よりも実質代謝

代謝に関して、年より若い体型と健康を維持したい人のために次の方法をお教えします。

それは、実質代謝と筋肉量のアップです。

実質代謝とは、簡単にいうと、活動消費カロリーです。

まだ難しいですね、つまり動いたことにより消費するエネルギーです。

例えば、1日の基礎代謝が1500キロカロリーだとします。

30分間ウォーキングをして実質代謝200キロカロリーを消費しました。

1日に摂取した食事が2000キロカロリーだとすると、これは300キロカロリー摂取オーバーです。

もちろん、実質代謝は、朝起きてから顔を洗ったり、掃除をしたりすることでも消費しますし、食べた物によってもその代謝は変わってきますので一概には言えませんが、基本的には、このような計算で脂肪は蓄えられていきます。


ということは「動け」ということ?

その通りです。

年を重ねて減ってくる順番は、基礎代謝、筋肉量そして活動量です。

つまり、動かなくなるから消費しないのです。

では、なぜ動かなくなるのでしょうか。

年齢的に上がってくると、どうしても若い人が中心に動いてくれて、年長者は上で指示するようになります。どこかに行くのにも、歩かず車を使ったり、人を頼ったりしてしまいます。

身体を動かさなくなると、比例して筋肉の減少スピードは速まります。

筋肉量が少なくなると、動きが遅くなったり、疲れやすくなり、さらに動かなくなります。

私が20代の頃、Ａさんという体重が90㎏ある50代の方の運動処方を担当しました。その方は、建設会社の管理職の方で、今の役職になってから、急に体重が増え、1年間で20㎏も体重が増えてしまいました。

健康上の不安もあって私の勧めていたフィットネスクラブに入会したのですが、元々土建業なので体力があり、ウエイトトレーニングを中心に週3回通って運動を楽しんでいました。

3ヵ月もすると、あっという間に体重が5㎏減り、見かけも少しスリムになった気がしましたが、その後体重は減らなくなり、逆に半年経つと体重は元の90㎏に戻ってしまいました。

その頃、運動の方法について相談され、体脂肪を測ると、体重は入会当時と同じですが、体脂肪が10％も落ちていることが分かりました。

つまり、体重は同じであっても、筋肉が増えて脂肪が落ち、構成するバランスが変わったということです。

しかし、その後の血液検査で、Ａさんは、中性脂肪とＬＤＬコレステロールが多いので、減量するように医師から告げられ、再び私に相談がありました。

そこで提案したのが、生活習慣の見直しと実質代謝のアップです。

調べたところ、Aさんは、自宅から会社まで電車を利用しているので、駅までの往復10分間の歩きと、あとは週3回、2時間ずつのフィットネスクラブでの運動をしていました。

定期的に運動をしている人のように見えますが、現在の実質代謝量で体重が減らないということは、摂取しているカロリー（食べている量）に対して基礎代謝＋実質代謝の合計がほとんど一緒ということ、あるいは、便秘や水分不足などで排泄する量が少ないかもしれないということが考えられます。

便秘の原因は様々ですが、中高年の便秘の多くは、不規則な食事、タバコや寝不足などのストレスに加えて、運動不足による筋肉低下、水分不足などが考えられます。

Aさんは、タバコは吸わないので、食事と生活習慣の見直しを中心に考えました。

朝食と夕食はご自宅で食べていますが、昼食は外食なので、偏った食事は避け、バランスの取れた定食を選んでもらうようにしました。

幸いなことに、お勤めの会社に社員食堂があったので、しばらくは、そちらの日替わり定食を食べてもらいました。

また、ばらばらな就寝時間ですが、極力12時までには就寝できるようにし、それらを逆算して、余暇の時間を設定してもらいます。

やはり、健康な身体は、体内時計の修正がかなりのポイントになります。就寝後の1時間が12時を越えてしまうと、身体から排出されるホルモンが十分出されず、疲れやすくなったり、筋肉の修復が遅くなり、老化現象が早まるといわれています。

眠れなくてもいいのです。

ベッドやお布団に入り、眼をつぶって静かな時間を過ごすだけでも十分身体は回復へ向かうのです。

そして、実質代謝ですが、提案したのが、一駅先の駅まで歩く方法です。次の駅までは5㎞、往復10㎞のウォーキングとなります。

普段運動しているAさんでも、最初の1ヵ月は大変辛かったそうです。

それはそうですね、往復10㎞ですから。

しかし、3ヵ月が過ぎた頃、再び測定をすると、なんと体重が10kg減、中性脂肪の数値も医師が驚くほど激減しました。

ただ10㎞のウォーキングでこれらの成果が出たのではありません。

毎日歩くことで自然にスタミナと下半身の筋肉が鍛えられ、自宅にいるときも会社にいるときも、億劫なく身体を動かせるようになったのです。

「いや、最初の1ヵ月は辛かったよ、でもこれで止めたらまた戻ってしまうと思ったのと、カメラを持って気になった場所や草花を撮影しながら歩いたら、これが楽しくてね。毎日写真を撮っていたら、アルバムができちゃったよ」

そういって、ウォーキング中に撮った写真を私に見せてくれました。

「ウォーキングが楽しくなってきた頃かな、なんとなく、若い頃と同じように活動的に動いても億劫じゃなくなって、気がついたら自然と痩せてきたよ」

歩きはじめてから1年後、Aさんはなんと65kgまで減量し、90kgの体重があった頃と同じ重さのウエイトを持ってトレーニングをしていました。

「一度痩せたら、健康に関してとても気をつけるようになった。体重も落ちたけれど、一番の成果は、精神的な自信だね。年をとっていろいろあきらめてしまうことが多くなったところで、やればできるのだ！と思えるようになったのは人生の収穫だよ」

もうだいぶ前のことですが、フィットネスクラブのパーティで同席した際、私にくれたコメントが非常に印象に残り、今でも覚えているうれしい言葉です。

筋トレが病を防ぐ

人間は、ある一定の体温を保てるよう作られています。

しかし、ストレスや生活習慣の崩れ、筋力不足などの原因によって、体温の低下している人が増えています。

低体温の状態が長く続くと、代謝が下がり、太りやすい状態になることや、血行不良による筋肉の萎縮などを起こしやすくしてしまいます。

また、最近の研究では、低体温の人は、栄養の吸収率が下がることや、老廃物の排泄がうまくいかず、免疫力が下がってしまうともいわれています。

特に筋肉量の低下してくる60代以上の方は、生活習慣病とともに、注意していかなくてはいけない重要なことなのです。

では、なぜ低体温になってしまうのでしょう。

これにはいくつかの原因がありますが、一番多いと思われるものは自律神経の問題です。

体温は、自律神経によってコントロールされていますから、低体温というのは交感神経が優位に立っている状態を示しています。

この状態は、ストレスを感じて緊張している状態です。

また、寝ているときや、リラックスしているときは体温が高く感じられますが、これは副交感神経が優位に立っているからだといわれています。

では、常にリラックスすることで、低体温を防ぐことができるのか?

実はそうともいえないのです。

副交感神経が優位に立った状態が長く続くと、再び体温が下がり、体を動かすのが億劫になり、結果運動不足になってしまうといわれています。

つまり、適時に自律神経をコントロールできるようにすることが低体温を防ぐ近道だということです。

自律神経は、外気温を感知し体温を維持する体温調整機能も持っています。夏のように暑い日には、体がオーバーヒートしないように、汗を放出して体を冷やそうとし、寒いときには、体を震わして筋肉を動かすことで血流を促進したりしてくれる機能です。

しかし、暑いからといって常にクーラーの下で過ごしたり、携帯カイロや厚着をして常に体を温めていたりすると、老廃物を体内に溜め込み、体温調整機能は低下してしまうのです。

低体温の原因となるもう一つの理由は、筋肉量の低下です。

先ほども述べたとおり、加齢とともに、体を動かすことが少なくなり、筋肉量が低下します。

特に下肢の筋肉量が低下すると、心臓から送られた血液などの体液が適切に循環しなくなり、結果、腿周りやふくらはぎを中心にむくみや脂肪の蓄積が増えてしまうといわれています。

これを読みながら、

「私そうだ」

と思った女性も多いことでしょう。

よく、太っている人は天然の防寒具を身にまとっているから寒くないと聞きますが、実はそういう人は、単に太っているのではなく、その下に筋肉が多いので寒くないのです。

体重に関係なく、体脂肪が多い人はとても寒がりで冷え性の方が多いと思います。年齢に関係なく筋肉が増加することは既に述べました。

「よし、これから毎日頑張って、低体温を改善しよう！」

非常に良い心がけですが、たくさん行ったから成果もたくさん出るわけではありません。自分の体調やコンディションを見ながら少しずつ行っていくことが大切です。

そして、低体温を改善するのが目的の運動は、家族や友人と一緒に行うことをお勧めします。一緒に行うことでお互いに目標が立ちやすく継続しやすいからです。

しかし、どうしても独りで行いたいという人は、運動を記録しておくといいでしょう。運動した時間や内容回数などです。また、運動する前に体温と体重を測ると励みになりますよ。

個人差はありますが、継続をしていれば少なからず成果が見られるはずです。

全てはあなたの健康と幸せのため。

運動で体温を上げ、快適な生活を送りましょう。

痩せたければ食べよう

女性のお客様のSさん(63)は、健康診断で医師からメタボリック症候群であると指摘されました。

血中の脂質と糖代謝を示すヘモグロビンa1cが基準値より少し高いことと、BMI（ボディマスインデックス＝身長に対しての体重指数）が25、腹回りが100㎝を越えていることが要因なので、運動をはじめるように処方されました。

しかし、Sさんは体を動かすことが得意ではなかったことと、普段から元気で病気などする気がしないということから、余り必要性を感じず、しばらくの間運動への一歩を踏み出せずにいました。

数ヵ月が過ぎ、再度検査のため医師を訪れると案の定、更に状態は悪くなっていました。

その後、しぶしぶ私の元を訪れ、今までの経緯を聞くことになったのです。

Sさんのような方は、非常に多いのですが、私たちトレーナーを訪ねてくれる人はごく少数なのです。

運動指導者として矛盾していると思われてしまうかもしれませんが、私は、人間が30代後半頃にかなり脂肪を蓄えることは、老化による免疫力の低下や衰える心身を守るための防衛本能なのではないかと考えています。

もちろん前章で述べたように、年齢を重ねると「実質代謝」が下がり（すなわち活動量が減り）、脂肪がつきやすくなることもありますが、それらを差し引いても、痩せにくくなったと感じるのは、身を守る上で必然ではないかと思います。

ですから、中高年の極端なダイエットや食生活の変化は、心身の健康を害する可能性があるのではないかと考えています。

この考えは、10代や20代の若い女性にも当てはまります。様々な機能が発育段階にあるこの時期に極端なダイエットを行うと、発育が遅れたり、ホルモンバランスが崩れ、彼女たちが将来出産した際、その子供たちに影響が出てしまったりすることを懸念する声をよく聞きます。

特に下腹部が出てしまうことを嫌い、食事を極端に少なくすることや、強制的に便を出す人がいますが、女性の下腹部は骨格上、機能上出ているのが通常で、これを無理にへこませようとすれば、悪い影響が出ると思います。

太っていることが健康だということでも、運動や食生活を変えることが害になるということでも決してなく、運動や食生活の見直しを「体重を減らす」「体の線を細く」することだけに固執してはいけないということです。

もちろん、若い頃のような引き締まった体は魅力ですね、私もそれに向けて努力をしていますから。

中高齢者の中では、痩せていることが健康だと思い込み、お腹の回りについた脂肪に対して執拗《しつよう》にコンプレックスを持ち、極端に動物性のたんぱく質を減らしたり食べる量を少なくしたりしている人を多く見かけます。

前章にも書いた通り、食事制限をすれば60才以上の方でも体重を落とすことは可能ですが、ある程度を越えると、人によっては気力が失せてしまったり、食べることに対して神経質になったりしてしまう人が多くなります。

また、食事制限が適切ではないと、筋力バランスが崩れて逆に姿勢が悪くなる人もいるのです。

お腹が減るとイライラするとか、食べ物の恨みは恐ろしいなどとよくいいますね。食事を減らすと、活動するためのエネルギーが不足し、実質代謝を上げようとしてウォーキングをしようにも、筋肉をつけようと運動をしようにも頑張ることができなくなります。

それどころか、食べることに意欲の無くなった人は、私の経験上、極端に生気を失い、老けます。

あくまで個人的な感想ですが。

この様な考えをSさんに伝え、いくつかのアドバイスをしました。

まず一つ目は、食事のスピードです。

コレステロールやの高い人や糖代謝に問題がある人の多くに「よく噛まない」という特徴があります。

よく噛まないで食事をすると、「お腹がそろそろ一杯になるよ」という信号が各器官から脳に遅れて伝わってしまいつい食べすぎてしまうと考えられています。

また、よく噛むことで、消化を助けることができ、糖代謝に負担をかけずに済むことや食材のうま味をしっかりと味わうことができて美味しく食事を楽しむことができるのです。

それに

「美味しい」

という言葉や感覚を持ちながら食べるということは、きっと心身にもいいことがあるでしょう。

二つ目は、運動をする理由を

「好きなものを食べるために」

としたことです。

運動した内容を常に記録してもらい、消費するおおよその実質代謝をお伝えしました。

すると
「ゆっくり食べると、意外と満腹になるのが早いのね」

とか
「今日は1時間エアロバイクで運動したから、お昼のお肉は帳消しね！」

など、食事の摂り方に注意したり、すすんで運動を行ったりしてくれるようになりました。

「食べる量は一緒で、その代わり運動をするという考えはいいね、何よりイライラしなくて済むからやる気も損ねない」

1ヵ月を過ぎた頃、Sさんから再び相談を受けました。

「頑張っているんだけど、体重が全然減らないのよ」

「ごめんなさい、実は体重が減らないことは想定通りだったのです。でもしっかり成果は出ているのですよ、ほら」

そう言って、Sさんの腹周りを測らせて頂きました。

すると、なんと15㎝も体が絞れています。

「え！　なんで体重が減らないのに、お腹がこんなに絞れているの⁉」

「これは、Sさんの脂肪のうち、内臓脂肪といわれる、内臓器官の周辺や血液中の脂質が消費されたのと、運動中しっかりと水分を摂っていたことで、滞っていた体液が排泄され、お腹だけでなく、体全体が内側から引き締まったということです。しかし、運動に必要なエネルギー（食事）はしっかり確保しているので、変に体重や体力だけ落ちることを防げたということですね」

「次の血液検査が楽しみですよ」

成果が出ると、誰でもやる気が起きてくるものです。

Sさんは、更に1ヵ月後、体重が5kg減り、お腹周りも合計20cm減らすことができました。

「体重よりも、周りの友達に痩せたといわれる方が嬉しい。生活習慣を変えただけで、こんなに体が軽くなるのなら、もっと早くやればよかった」

Sさんは、正直「スリム」とはいえませんが、運動をはじめてから、表情が明るくなり、筋肉がついたことで、若々しい雰囲気になりました。

周りのお客様にも
「Sさんは、とっても幸せそうね。幸せそうだととても健康的に見える」

などという意見を聞きました。

「幸せそうな雰囲気」というのは、とても好感がもてて、「見た目を超える美しさ」なのではないかと思うのです。

弛んだお腹は腹筋運動では凹まない

腹筋運動をしてお腹を凹ませよう！

毎日２００回の腹筋運動をしてお腹を凹ませました！

素晴らしい気合ですが、一般的にはそれだけでお腹が凹むことは考えられません。

むしろ、筋肉を鍛えることで腹筋が肥大して大きくなってしまうかもしれません。

また、腹筋運動には様々な方法がありますが、間違ったやり方をすると腰を支える筋肉が過度に緊張してしまい、腰痛の原因にもなりかねないですね。


中高齢者が一般的に、太りやすくなることは先ほどお話しました。

特に背中と腹筋のバランスが崩れている人は、お腹の周りに脂肪がつきやすいので、腹筋だけ鍛えても脂肪はなくならないのです。

それに、お腹の脂肪は実は二つのタイプがあります。

一つ目は皮下脂肪によるものです。

いわゆる運動不足や筋肉バランスが崩れていることによって筋肉の上に脂肪がついているタイプです。

これは、主に腹筋だけでなく全身の筋力が足りなくなっていることが要因です。すぐに落とすことは難しいですが、運動の前に普段から姿勢を気にすることが最初のスタートです。

二つ目は内臓脂肪によるものです。

これは非常に問題があり、見た目だけでなく、様々な疾病の予備軍となります。お腹は出ているのですが、触るとお腹が硬いので一見筋肉のように見えますが、実は筋肉の下に脂肪が隠れていて、それによって腹部がパンパンになっている状態なのです。

これは、一日の摂取カロリーが活動量と代謝を超えているために脂肪が筋肉の下に溜まったもので、ストレスや寝不足などがそれらを増徴させます。内臓脂肪の減少には、食事の見直しとそれにともなって筋力が下がることを防ぐ適度な運動が必要です。

内臓脂肪が多い人は、中性脂肪や血糖値も高いことが考えられますし、糖代謝が減退していれば、糖尿病の危険性もありますから、注意が必要ですね。

腹筋運動はやり方にもよりますが、基本的に腹部の筋力を高める運動ですので、ある一部分の脂肪だけを燃焼させることはありません。

腹筋運動をやりはじめるとある程度腹部が引き締まった気がしますが、それは脂肪のほとんどが水分でできているために、その下にある筋肉を動かしたことでその水分が多少移動をした可能性と、運動不足だった人が腹筋をしたことで多少のカロリーを消費したために引き締まったものであって、そのまま続けたらクビレが復活⁉　なんてことは残念ながらありません。

お腹の脂肪を落とす方法はまずそのタイプを知ることが一番で、二番目は生活の中で姿勢に気を付けることです。

お腹の周りに脂肪を蓄えやすい人の多くに、姿勢の悪い人がいます。

姿勢の悪い状態とは、頭の重さを支えるために腹筋や背筋、脊柱（背骨）を支持する筋肉が休んでいる状態ともいえ、長い間その姿勢をしていると、ある一部分の筋肉だけに負担がかかり、その他の使わない筋肉は衰え、皮下脂肪が代わりに支配するようになってきます。

　さらに、姿勢の悪い人は便秘にもなりやすいといわれ、体の老廃物がいつまでも体の中に残り脂肪がつきやすい状態ともいえます。

　椅子に座るときに背もたれを使わないことや、立っているとき常に頭を高い位置におくように心がけてみましょう。

第六章

心は身体の主人

腰痛は心の病気

日本は腰痛大国といわれるほど腰痛で悩んでいる人が多く、その腰痛の原因も様々なものがあります。

激痛を伴うヘルニアや急性腰痛症などは無理に動かしたり圧力をかけたりすると悪化する可能性が高いため、痛みがコントロールできるようになるまで絶対安静となります。

他に内臓の病気などによって腰痛を引き起こしている場合もありますので、腰痛がある場合には、まず医師に相談することが良いでしょう。

しかし、腰痛の原因の7割は慢性的な痛みや筋、筋膜性腰痛などであり、原因がよく分からないまま、湿布やマッサージなどの対処療法に頼ってごまかしてしまっているケースがほとんどです。

私の仮説ですが、これらの腰痛には心理的なものがかなり含まれているのではないかと思っています。

つまり、ストレス。

人間は受けるストレスが適正ではない場合、心にダメージを受けてしまいます。

寝不足や労働などで疲れが溜まり、栄養と睡眠が適切でなくなると、人の体は交感神経が常に優位にたつことになり、脳からの指令が各組織に伝わりにくくなるのです。

また、副交感神経が優位になりすぎていても筋肉に力が入りにくくなることや緩んだ筋肉を作ってしまって、身体のバランスが崩れることにもなるのです。

腰痛が心理的な要因によっておこる証拠として、慢性的な腰痛を持つ人の多くが以下の症状を伴っています。

■胃がよく痛くなる
■何かにつけイライラする
■ダイエットをしている
■寝不足、あるいは深夜に就寝する
■睡眠をとっているのに寝足りない
■何か痛みがあるとすぐ病気ではないかと心配になる

■夜中に食事をする機会が多い
■便秘をよくする

これらの腰痛の多くは、筋肉の緊張を伴っているので、鍼灸やマッサージ、入浴やストレッチングなどによって一時的に楽になるケースが多いと思います。

しかし、根本的に腰痛を改善するためには、心理的なストレスの原因を見極め、改善する必要があります。


特に精神的なものが原因の場合は、日々の呼吸トレーニングがお勧めです。

トレーニングというとなんとなく辛そうなイメージになりますが、これは簡単です。

これらの呼吸方法をマスターすれば、ストレスのコントロールはもちろん、腰痛や便秘、肩こりの回復に効果が期待できます。

呼吸法には二つの種類があり、一つは緊張やストレスで優位になってしまった交感神経を鎮め、副交感神経の機能を高める効果があり、筋肉やホルモンの働きを、正常な状態へ近づけてくれます。

①呼吸法その一

これはヨガ呼吸ともいわれる方法です。

快適な温度の落ち着いた部屋で、仰向けになり、膝を立ててお尻の幅に広げます。胸を軽く張って肩の後ろが床に着いていることを確認しましょう。

軽く目を閉じて鼻から息をゆっくり10秒間かけて吸います。

その後、口、あるいは鼻から10秒間かけて吐きます。

最初は途中で肺がいっぱいになったり、吐きすぎてむせてしまったりすると思いますが、慌てずに繰り返しましょう。

眠る前やストレスを感じるとき、10分程度行ってみます。

上手くできるようになると、自分の心臓の鼓動に合わせて10秒数えられるようになり、だんだん手や足が暖かく感じてくることでしょう。

これはこの呼吸法の効果があったといえる一つの兆候です。

②呼吸法その二

どちらかというと、なんとなく何事にもやる気が起きないとか、身体に力が入らないなどといった症状を伴う場合の呼吸方法です。

太陽の光を感じられる明るい場所で行います。

椅子などに腰掛けた状態で2秒ほど鼻から大きく息を吸います。

その際、肋骨（あばら骨）を広げるようにし、肩が痛くなければ大きく万歳をします。

今度は手を下ろしながら大きく口から息を5秒間で吐き身体を丸めます。

これを5回から10回繰り返します。

息を吸うことよりも、吐くことに意識をもつと効果が出やすくなります。

立って行うこともできますが、最初のうちはフラフラして転倒する恐れがありますので、座って行いましょう。

目の前が明るく視野が広がってくるように感じられれば成功です。

これらの呼吸法は、夜やると眠りにつきにくいと感じる人もいるようですから、起床時や日中明るいときにやることをお勧めします。

また、体力も場所も選ばず、慣れてくれば誰でも行うことができますので、安心ですね。

それでも腰痛の改善が見られない場合もあります。

腰痛には個人差や、人に言えない理由などもあるでしょうから、そういう場合には専門の医師やセカンドオピニオンなども検討するといいでしょう。

週に1度は心のストレッチを

「この運動はどのくらいの頻度でやればいいですか」

よくお客様から聞かれる質問です。

運動の頻度はその人の運動経験や疲労度合いなどによって個人差があり、最初は週1回で十分だったものが、3回になっていくケースや、使う筋肉を分けて運動をすることで一部分にかかる負担を軽減するケースなど様々です。

しかし、運動は楽しくなってくると、

「毎日やりたい！」

という気持ちや
「毎日やっていないとなんだか気分が悪い」

などという中毒のような症状が出てくる人が多くいます。

お休みしてしまうとその間に筋肉が落ちてしまうのではないか、老化現象が進んでしまうのではないかなど、効果が薄れてしまうかのように感じてしまうようです。

これについては先ほども述べましたが、これを放っておくと、

「運動で老ける人」

になってしまうので、注意が必要ですね。

運動が楽しくなっている人にお休みをさせるのは、運動を勧めることよりも困難なのです。

たとえお休みをしたとしても、それがきっかけで運動を止めてしまえば、本当に運動で得られていた様々な効果がなくなってしまいますし、その加減や説明の仕方はとても重要なのです。

これは運動指導を長くしてきた人であれば、感じている苦労でしょう。

運動に関わらず、社会の中でもそうですね。

仕事が重要だといって毎日仕事ばかりしていては疲労が蓄積してしまって、いいアイディアが浮かばなくなってしまったり、単純なミスなどをしてしまったりしますね。

そういうときはどうしますか？

ちょっと一服しに外へ出て行ったり、1日お休みをして家族サービスなどをして気分転換したりしますね。


身体もそうなのです。

毎日運動を続けていると、それら活動の主人である心が疲れてきてしまいます。

心が疲れてきてしまうと、身体を強制的に運動させようとしてしまいます。

運動を強制させられると、身体は損傷しやすくなり、これが痛みや怪我の元になるということですね。

これらを防ぐために、私は多くの運動参加者に対し、早い段階で休むことの大切さをお伝えしています。

また、休息することとは、単に筋肉を休めるというだけでなく、それらを司る「心のストレッチ」をすることになるというメリットを伝えます。

心のストレッチとは、単純にのんびりするということではなく、仕事や家事と全く関係のないところや一番気の休まる場所へ行くとか、人と会うとか、何でもいいのです。

しっかり計画を立てないと、とか難しいことを考えずに、気の向くままに行動する時間こそが心のストレッチなのです。

人によっては、近くの神社や教会に行くことがそれに相当する人もいるでしょう。またば、お気に入りの公園へ行ってベンチに腰掛けて1時間何も考えずにボーっと過ごすことも良いかもしれませんね。

あるとき数百人も社員を抱える大きな会社のオーナーのKさんが訪れました。その方は40代半ばの非常に精力的な方で、こういう人にはたくさん人がついてくるのだろうなと思わせるカリスマ性とエネルギーを感じました。

しかし、30代の頃に寝る間も惜しんで仕事に没頭し、大きな山を越えたと思った頃に身体の調子が悪くなり、多くの症状が出るようになってしまったといいます。

仕事を終えて帰ってくると、首から背中にかけて凍りついたように身体が冷えて固まってしまい、苦痛で動きたくなくなってしまうそうです。

それでも仕事の電話が引っ切りなしにかかってきますから、携帯電話を片時も離すことができません。

かといって、携帯を切ってしまえば、仕事のことが気になって逆にストレスになってしまうそうです。

「病院へ行っても特に問題がないと言われるし、マッサージや整体は毎日のようにやっているけれど、1日立てば、あっという間に元通り。私の身体はどうなっているのか。運動不足なのか、それとも別の病気なのか」

　前にも説明しましたが、毎日マッサージをして身体を緩めてばかりいたら、身体の筋肉バランスは崩れ、マッサージをしないと身体は緊張から開放されなくなり、痛みやこりに異常に敏感になっていくのです。

　この方はその典型的な症状が出ており、運動をする前に、まずは心のストレッチが必要だと感じました。

「Kさん、本当に健康を取り戻したいと思ったら、1日30分、そのためだけの時間を作るしか救いはありません。私は医者ではないのでこれで治るとは言い切れませんが、Kさんに必要なのは薬でも栄養でも睡眠でもありません。心のストレッチによるリセットだと思います。例えるのならば、Kさんの頭は24時間覚醒（起きている）している状態だと思うのです。睡眠を取ると身体は疲れているので休息を取ろうとしますが、頭がそれを強制的に覚醒させようとし、身体を修復させるホルモンの分泌を少なくしてしまっているのです」

「心のストレッチ？　睡眠は結構取っていると思うけど、身体が休んでいないのか。では何をすれば？」

「その30分のスケジュールを空けられないと、この方法は絶対成功しません」

何度か挫折することもありましたが、Kさんのスケジュールから30分しっかり取れてくるとともに身体の回復が見られるようになりました。

効果が出てくると頑張れるようになりますね。

Kさんは何をしたのでしょう。

実は何もしていないのです。

週に1度私のコンディショニングを受けていましたが、それ以外は毎日日中に30分間、外部とのコンタクトを遮断し、椅子に座って何もしないで目をつぶっているだけです。

リラックスしているわけではありません。

背もたれに背をつけず、頭を高い位置に維持したまま姿勢を正して座っているのです。

その間鼻からゆっくりと息を吸い、口からゆっくりと息を吐く呼吸を続けます。

先ほどの呼吸法と一緒ですね。

最初のうちは30分持ちません。

姿勢を維持することはそれだけ大変なのと、いろいろ思い出してしまって外とコンタクトを取りたくなってしまうからです。

しかし、数日も続けているとその時間がとても快適に思えるようになり、早くその時間にならないかと思うようになるのです。

Kさんは、数ヵ月後ウォーキングをはじめ、その後私の誘いもあってスクーバダイビングをするようになりました。

「ダイビングをすると頭がリセットされて、身体と心がとてもほぐれる感じがするのだよ。それに、一番いいのは電話がかかってこないことだね」

Kさんは、スクーバダイビングを海中セラピーだと言います。

個人差はかなりあり、効果に差がありますが、Kさんのような症状がある方には、心のストレッチをお勧めしています。

痛みがすなわち病気、薬が必要！と思わずに、まずは自分の生活や心と向き合ってみることが大切なのかもしれませんね。

つぶやく魔法

フェイスブックやツイッターをご存知でしょうか。

自分のことを公表しコミュニケーションをとるインターネット上の社交場です。

学生から中高齢者、政府、自治体にいたるまで、多くの方が利用していて、一つの文化になりつつある情報ツールです。


最初は独り言を公表して何が楽しいのかと思っていました。

しかし、いい意味でも、悪い意味でも清々としたこの世の中、「自分のことを見て欲しい、知って欲しい」という願望を叶えるこの手法はなかなかのストレス解消になっているようです。

また、携帯もメールもない時代には、立ち話や手紙が情報のツールでしたが、この「つぶやき」はそれらの比ではないスピードで情報を拡散する能力を持っています。

今後も、様々なアイディアが広がり、人々の役に立っていくことでしょう。


そして、私がお勧めしたいつぶやきは、「心のつぶやき」です。

人間の心と体は密接につながっているといわれています。

自分が口にした言葉は、そのまま体が反応してしまうということです。

次はプラスの言葉が筋力アップや健康を左右することについて説明します。


まずは、つぶやきが筋力に影響する実験です。

二人組みで、実施する人は、椅子に腰掛けて背もたれによりかかり、ゆっくりと足を浮かせます。

持ち上がった膝をパートナーに押してもらって、筋力チェックを行います。

はじめに、何度かチェックして実施する人の筋力をチェックします。

その後、実施する人は「上がらない、上がらない、上がらない」と3回言います。パートナーも「上がらない、上がらない、上がらない」と同じように言います。

その後、筋力チェックをすると、最初にチェックしたときより、力が入らなくなり、パートナーの力に反発できなくなっていることでしょう。

これらのテストは、言葉に出さず、頭の中でつぶやくだけでも結果が同じになってしまいます。

つまり、頭の中でマイナスなつぶやきをすると、筋肉は弱化してしまい、力が入らなくなってしまうのです。

逆に、この場合であれば、「上がる、上がる、上がる」といったように、プラスのつぶやきをすると、筋肉に力が入りやすくなり、良い成果が表れます。

このような「つぶやき」は、アスリートの選手にも活用されています。

試合前のインタビューで、選手のコンディションを聞かれると、

「絶好調です」

とか
「勝ちます、優勝します」

と豪語している姿を見ることがあるでしょう。

あれらは、その心理を利用した発言で、プラスの言葉を放つことで、本番にもいい結果が出るというスポーツ心理をついた方法なのです。

日本は、謙遜する人が「良」で、自慢話のように聞こえることが「悪」のようなイメージがあるので、このような言動はあまりしなかったのですが、最近では非常に高い効果を発揮することから、多くのスポーツ指導者が採用しています。

実は、私も運動指導の現場においてこの手法を多く取り入れています。
多くの運動参加者は、はじめのうち、運動をしていると、辛くなって
ダメだ、辛い、きつい、私は年だからなどというマイナスの言葉を発します。
ですから、最初に提供する運動は、とても簡単で、頭の中に

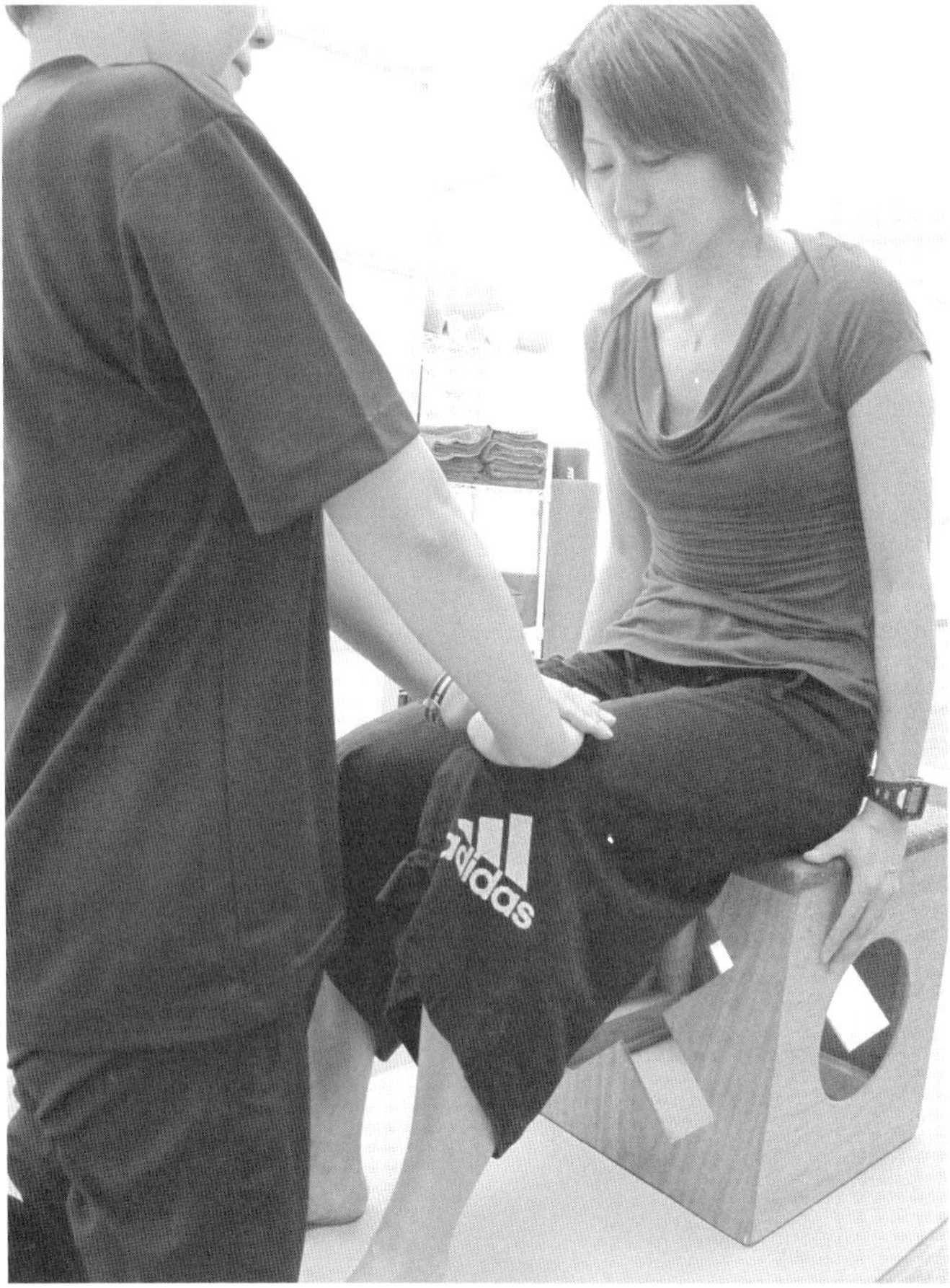

つぶやきが筋力に及ぼす影響をチェックする。プラスのつぶやきをすると良い成果が、逆にマイナスのつぶやきは悪影響が出る

「こんなに楽でいいのかな」

とつぶやいてしまうような内容です。


次は、「ここまでできたら頑張った」というレベルを設定して告知します。

そのレベルまでできたら、よくできたと評価（褒める）するのです。

ここで、

「やっぱりダメだ」

とつぶやいてしまったら、もう「運動＝辛い」というつぶやきが癖になってしまうのです。


運動指導者として、とても重要な「導入時期の声かけ」です。


上手く導入できると、運動参加者は頭の中で
「できた、できる」

とつぶやきます。

そうすると、次に同じことをやったとき、

「前もできた、できる」

とつぶやきやすくなります。

当然、全ての人が1回で上手くいくわけではないですし、頑張ったレベルまで来ていても

「今回はたまたまできた」

「ハードルが低い、もう一つ上がったらきっとできない」

と、なかなか手強いつぶやきをいう人もいますので、何度も何度も根気よく続けていくのが私たち運動指導者の仕事なのです。

皆さんが心の中で良いつぶやきをすると、老若男女関係なく、表情が変わりますので、言葉に出ていなくてもそれらを知ることができます。

でも、このつぶやき効果は、言葉に出したほうがいいのです。

できたときには、一緒に手をたたいて喜びます。

「できたー！」

と叫ぶときもあります。

「先週ここまでできたから、今回もきっとできます！　できる！　できる！」

なんて、呪文のように言う場合もあります。

面白いですね、そんな運動指導者の口頭指示で、皆さんの運動効果や能力が上がっ

てしまうのですから。

しかし、こんなにいい、つぶやき効果も、独りだとなかなか誘導することができない場合があります。

ですから、運動をはじめようと思ったときは、「必ずできる」と確信のもてる運動からはじめるべきです。

昔できたから今もできるとか、挑戦しようと最初から意気込んでしまうと、できなかったとき、

「少しやっていれば、できるようになるさ」

「今日は調子が悪いからできないのだ」

などという言い訳のつぶやきや

「やっぱり年なのだ」

「やってもダメ」

という悪いつぶやきが先行してしまい、本来持っている能力が発揮できなくなってしまう人が多くいます。

もうお分かりの方も多いと思いますが、このつぶやきは「自信」なのです。

自信は、人間の潜在能力を突然発揮させる力を持っています。持っていないものをすぐに引き出すことは難しいと思いますが、これらを適切に続けることで、驚くべきスピードで効果を引き出している人が増えています。

また、このような運動心理を学習し、選手の潜在能力を引き出すことができるトレーナーが増えたことで、欧米などのスポーツ先進国にも負けない選手を世界に輩出することができています。

また、これらを一般の人に応用することで、健康のための効果的な運動法が作られてきています。

トレーナーの適切な口頭指示を受けて運動をすると、自然に自信がつき、効果が早く感じられることでしょう。

しかし、何かしらの問題で、トレーナーの指導を受けられない人は、先ほど説明したような低いハードルを設定し運動をはじめるといいでしょう。

そして、一番大切なことは、運動を行った後、必ず自分を褒めてあげ、できるだけマイナスのつぶやきをしないことです。

「今日も頑張った」

「よく続いているな」

「前よりできるようになっている」

「すごい！　私！」

「絶対私にもできる！　健康になるぞ！」

ストレスが健康を導く

昨今、街のいたる所に「癒やし」を売りにした商売が存在します。

それは、ストレスを抱える人々が増えているからだといわれますが、ストレスは本当に体に悪いものなのでしょうか。

ストレスはもともと、物理学に使われていた言葉ですが、カナダの生理学者であるハンス・セリエ博士が１９３６年にイギリスの雑誌『ネイチャー』誌に「ストレス学説」を発表したことから、この言葉が使われはじめました。

ストレスと聞くと、圧力とか、歪みなどなんとなく悪い印象のように感じますね。

確かに、毎日怒られ続けたり、苦しいことをさせられたりすれば、悪いストレスが蓄積され心身ともに疲れ果てて様々な害を体に及ぼします。

しかし、ストレスとは本来、人が生活をしていくときに、暑ければ汗をかき、寒ければ体を震わし、住む場所が変わり飲み水が変わればそれに適応し、心理的なショックを受ければそれに適応していく、などの反応と過程のことを指すのです。

もう少し分かりやすく説明すると、ストレスには良いストレスと悪いストレスがあり、それらは、受ける人の環境適応力によって変わるというものです。

■良いストレス

一般的に「良いストレス」とは、例えば、学習、運動、目標、出会い、発見、驚き、夢など、自分を奮い立たせてくれたり、勇気づけてくれたり、元気にしてくれたりする刺激とその状態です。

■悪いストレス

「悪いストレス」とは、例えば、過労、悪い人間関係、いじめ、死別、不安など、自分の体や心が辛くなったり、嫌な気分になったり、やる気をなくしたりするような刺激とその状態のことをいいます。

人によっては良いストレスも、悪いストレスだと思う人がいるかもしれませんし、自分で開拓してやる！というような精神の強い人は悪いストレスに対しても良い反応をする場合もあります。

それがストレスの個人差というものです。

では個人差はどこから生まれるのでしょうか。

それはストレスの学習にほかなりません。


運動もストレスです。

健康にいいと分かっていても、運動は少なからず筋肉に刺激（ストレス）を加え、時として苦しい思いもします。

ですから運動が嫌いな人にとっては、体を動かすこと自体が悪いストレスになり、それが過剰に蓄積すると逆に身体に悪い行動となりかねません。

反対に、運動が好きになっている段階の人は、それらの刺激を良いストレスと感じ、目標を決めてそれに向かって前向きに行動したり、努力したりすることでしょう。

健康のための運動には、そのようなストレスを受け止める個人差を判断し、適切な処方をしてあげることが必要なのです。

よく運動をはじめてしばらくし、楽しくなってきた人が、まだ運動をはじめていない人に

「あなた、運動をしないから元気にならないのよ。もっと運動しなきゃ」

なんて言っているのをよく耳にします。

運動をしたくない人にとっては、その言葉自体がストレスに感じてしまいますね。そんな気持ちのときに、無理やり身体を動かしたら、きっと疲労が溜まって調子が悪くなってしまうことでしょう。

運動が悪いストレスに感じてしまっている人は、無理に運動をしなくとも、少し活動量を増やしてあげることからはじめればいいのです。

自分は年長者だからとか、上司だからといって家族や会社の部下に何でもやってもらったり、少しの移動に車を使ったりせず、できることを自らの手で積極的に行動するようにするだけで十分運動の代わりになるのです。

そうしているうちに、活動するための筋力が養われ、次の階段へ上がることができるようになるのです。

それでも、私はもう年だから、運動なんかしないでのんびり余生を過ごした方がとか、膝が痛いから立ち上がるのが辛くてという人が大勢いることでしょう。

また、疲れるとすぐ調子が悪くなるからと、栄養補給剤や健康食品、薬品を頼る人もいることでしょう。

しかし、人間は、ストレスを受け、その環境に適応しようとする反応があるからこそ生きていられると思うのです。

ですから癒やしや薬などに頼りすぎればそれらの適応能力は低くなり、更に悪いストレスが増えていくことでしょう。

単純にストレスを避けるのではなく、自分の体力や経験を基に適応能力を知り、少しずつストレスの階段を乗り越えることが元気で長生きをする秘訣なのかもしれません。

健康は気から

「気」というものをご存知ですか？

気は目に見えるものではないので、なんとなく霊的な、摩訶《まか》不思議な存在と思っている人も多いかと思います。

しかし、気についての歴史は非常に長く、中国を中心に医学的な治療として気を用いているところも非常に多くあります。

気の概念について説明をするには、私も勉強中の身ですし、非常に幅が広い分野なので割愛しますが、気はとても身近なもので、それらが皆さんの健康にとても役に立っているということを簡単に説明したいと思います。

人間の身体には、血液などの体液の他に「気」というものが流れているといわれています。元気の「気」もそこから来ていると言っている人がいて、元気のない人に気を送り込んでその人を元気にさせる方法もあるといいます。

先ほども言った通り、その分野はかなり専門的な部分なので説明しにくいのですが、私の考える〝気〟は、人からもらうものではなく、人が生まれながらに持っているエネルギーみたいなもので、それらが身体に漲《みなぎ》り、必要に応じて移動したり活用したりすることができると思っています。

しかし、生活習慣や、栄養、血の流れが悪くなって滞ると、そのエネルギーが必要な場所に移動しなくなり、血行不良や栄養障害、筋肉の損傷を起こします。

少し自律神経の作用に似ているということですね。

自律神経は、心や身体の緊張が高まると交感神経が優位になります。

交感神経は覚醒を促しますので、行動を起こすときには必要なものですが、常に高い状態でいると、人間本来の持っている機能を阻害することがあります。

そのようなときには副交感神経を優位にし、血行やホルモンのバランス、筋肉の弛緩や収縮を促していくと、心と身体のコンディションが整い、正常な機能を促していくことができるようになります。

例えば、身体が硬くなる冬の朝、朝日に向かって大きく深呼吸をし、ストレッチや軽い運動を行うと、いつの間にか体温が上がり、全身の筋肉が程良く緩んでいくのが分かります。

逆に寒いからといって家に閉じこもっていたら筋肉は萎縮してしまい、気分も滅入りますね。

朝、深呼吸をすることで呼吸を行うための筋肉が目覚め、自律神経が覚醒し全身の組織に新鮮な酸素を送り込むことができるので、一日を快適に過ごすことができることでしょう。

この血液などの体液の流れが滞れば、結果栄養素も組織に運ぶことができなくなり、筋肉などの成長や修復を行うこともできません。

これを気の流れとして考えたらどうでしょう。

理にかなっていますね。

難しいことを考えずに、イメージでいいと思います。

朝、太陽からエネルギーをもらうようなイメージで深呼吸をしてみてください。

きっと身体の主人である心が最初にその栄養を感じることでしょう。

そしてその恩恵はいずれ全身に漲っていくことになります。

また、私は気のエネルギーは山や大きな木からも得られると思っています。木に触れるとかではなく、長い間風雪に耐えてきた歴史をイメージして、その場所で大きく深呼吸します。

大股で林道を歩くととても気持ちが良く、汗をかいた後などはとても気が漲っているのが分かります。

そんな山奥に入る必要はありませんね。

神社や近くの公園に行ってみてください。

きっと「元気」をもらえると思いますよ。

そして、海は淀《よど》んでしまった心を浄化してくれるものと思っています。

嫌なことや、つまらないことに落ち込んでしまっているとしたら、それらを洗い流してくれるのは海だと思います。

実際、潮風にあたることで、高いリラクセーション効果が得られることを研究によって証明している学者もいるくらいですから。

病気が治るとか、難しいことを言うつもりはありません。
要は、人間がもっと自然を感じなければいけないということです。
人間はそもそも動物ですから、コンクリートの中で健康になれるとは思いません。
土や海、木、風に触れることで気を吸収し、心に栄養を与える生きものです。
私も山に登ったり、海で泳いだりすることが好きです。
自然に触れる度にいろいろと勉強させられることがあります。
もっともっと外へ出て自然を楽しんでみてください。
きっと気が漲り、健康になっていくことを感じられるでしょう。

心身健康でいるために

健康のためと思って行ってきた運動が実は老化の原因になっていたことをこれまで書いてきました。

人間は、生まれてきてから毎日成長し、老化のプロセスを辿《たど》っていきます。不老不死の方法があるわけでもなく、見た目の老化はおおよそ遺伝によるものであるといわれてきました。

このことは、第三章で紹介した橋田壽賀子さんとよく話題になります。

現代の中高齢者には、暖かく快適な空間でのんびり過ごすことが幸せの象徴のようにいう人がいますが、人間は、死ぬまで成長する動物ですから、それを止めてしまったらそれが人生の終着駅です。

健康とは決して五体満足で病気がないことをいうのではないと思います。

60才も過ぎればほとんどの人が何かしら病気を抱え、それらを予防して生活をしています。

それでも可能な限り人生を生きていくために動こうとする心と身体。

美味しいものを食べたいとか、どこかに行きたいと思える心と身体。

それらを養うために運動をする。

年齢や体力に合わせて運動を行うことでバランスの良い筋肉がつき、心を自然の摂理に沿って鍛錬していけば、心身ともに生きていくための力を身につけることができるはずです。


しかし、その運動は楽しくないと続かない。

ただ鍛錬をすることが好きな人はいいでしょう。

でも、辛いことを克服することはなかなかできるものではありません。


だから私たちトレーナーがいるのです。

私たちトレーナーの一番の仕事は、健康になりたいと思う人が楽しく、そして意欲を持って目標を達成できるように導くことです。

そのために、私たちは努力をしていきたいと思います。


皆さんが、自分にあったトレーナーに出会い、適切な運動によって心身ともに健康で幸せな生活を手に入れることをお祈りいたします。

運動で 健康になる人、老ける人

2012年10月29日　初版第1刷発行

著　者　八代　直也

発行者　大石　　剛

発行所　静岡新聞社
〒422-8033　静岡市駿河区登呂3丁目1番1号
電話 054-284-1666

印刷・製本　図書印刷

●乱丁・落丁本はお取り替えいたします
●定価はカバーに表示してあります

ISBN978-4-7838-2235-6 C0075